Dr. med. Jan-Dirk Fauteck
Imre Kusztrich

Krebs

fürchtet Pflanzen und giert nach Zucker

Vertrieb durch Nova MD Verlag
www.IGK-Verlag.com
22393 Hamburg, Volksdorfer Weg 81C, Deutschland

ISBN: 978-3-9503361-9-1
Autoren: Dr. med. Jan-Dirk Fauteck, Imre Kusztrich
Fotos: © azschach-Fotolia.com, Engel-Fotolia.com
Druck: Sowa Sp. z o. o., 05-500 Piaseczno. Polen
***

***
Haftungsausschluss. Die folgende Veröffentlichung dient ausschließlich Informations- und Lehrzwecken. Sie ist nicht als Ersatz für ärztlichen Rat oder medizinische Behandlung gedacht. Vor jeder gesundheitlichen Maßnahme sollte ein medizinischer Experte konsultiert werden. Die kombinierte Einnahme von Nahrungsergänzung oder pflanzlichen Substanzen und verschriebenen Medikamenten ohne Zustimmung Ihrer Ärztin oder Ihres Arztes wird nicht empfohlen. Die Autoren, der Verlag, der Vertrieb und alle jene, die in dieser Veröffentlichung namentlich genannt werden, übernehmen keinerlei Haftung oder Verantwortung für Verluste oder Schäden, die durch die Informationen, die in dieser Veröffentlichung vermittelt werden, entstanden oder angeblich entstanden sind.

Inhalt

Vorwort

Nahrung kann einen großen Anteil an der Entstehung von Krebs haben, und andrerseits können Mikronährstoffe jede Möglichkeit der Abwehr und Heilung von Krebs unterstützen. Diese Erkenntnisse haben sich seit der ersten Veröffentlichung dieses Buches vor fast einem Jahrzehnt verfestigt. Doch die Erkrankungszahlen steigen und der Umsatz von ultraprozessierter vorgefertigter Nahrung ebenfalls. Vor allem die schicksalhafte Rolle von Zucker in jeder einzelnen Krebszelle wird durch Hunderte Studien belegt.

Ein am Deutschen Krebsforschungszentrum Heidelberg ausgebildeter Biologe setzt sich seit Jahren vehement für eine von ihm entwickelte spezielle Ernährung zur Prävention und Hemmung von Krebserkrankungen ein. Aber entweder wird ihm nicht geglaubt oder die Politik verfolgt andere Prioritäten als die ureigenste Aufgabe des Staates, nämlich seine Bürgerinnen und Bürger zu schützen.

Die Voraussagen alarmieren.

Heute bereits wird bei mehr und mehr Erwachsene unter 50 Jahren Krebs diagnostiziert. Früh auftretende Krebsfälle stiegen von 1990 bis 2019 weltweit um 79 Prozent. Wissenschaftlerinnen und Wissenschaftler meldeten 2023 in der Fachzeitschrift „Nature Reviews Clinical Oncology" dramatische Zunahmen in Bezug auf Erkrankungen der Brust, des Darms, der Speiseröhre, der Nieren, der Leben und der Bauchspeicheldrüse.

Die Krebsstatistik 2024 der American Cancer Society macht für Gebärmutterhalskrebs und Darmkrebs beschleunigte Alterungsprozesse verantwortlich. Bei jeder Blutabnahme werden neun Laborwerte ermittelt, die Auskunft auf das biologische Alter im Verhältnis zum Geburtsalter geben. Nach 1965 Geborene haben eine um 17 Prozent höhere Wahrscheinlichkeit, dass ihre Daten schlechter sind, als sie bei Menschen der Jahrgänge 1950 bis 1954 im gleichen Alter waren.

Viele verweisen auf Belastungen aus der Umwelt und auf den Lebensstil. Übergewicht, sitzende Lebensweise, Rauchen, Mangel an Bewegung, Alkohol und Stress haben Folgen.

Soziale Medien bestimmen das Verhalten vieler Menschen mit. Einschließlich ihrer Essgewohnheiten und der Ursachen für weniger Fitness.

Ein Großteil der Freizeit wird vor dem Bildschirm verbracht, und der ständige Blick auf eine virtuelle Welt verstärkt die psychische Erschöpfung.

Zum Glück besteht Anlass für Hoffnung. Die Gruppe der Medikamente zum Schlankpiksen, Ozempic, Mounjaro, Wegovy und Zepbound, scheint bei Menschen mit Fettleibigkeit die verlorene Funktion der körpereigenen Killerzellen wieder herzustellen. Das verbessert die natürliche Krebsbekämpfung, lautet das Ergebnis einer umfangreichen, seriösen Studie (Quelle: „GLP-1-Analoga stellen bei Adipositas die Funktion natürlicher Killerzellen wieder her – ein möglicher Schutz vor Krebs". Medscape. 15. Mai 2023).

Krebs-Schutz im Badezimmerschrank?

Diese Frage konnte bis Januar 2024 seriös diskutiert werden. Es geht um Aspirin und Krebs. Aktuelle Studien dämpfen seither jedoch zu günstige Erwartungen.

Alles ist schwer vorstellbar!

Der Rote Ginseng, die Karotte und die Petersilie erzeugen zum eigenen Schutz vor Wurzelfäule und anderen Pilzerkrankungen ein identisches aromatisches Öl mit Effekten wie ein Pestizid, Falcarinol. Forscher an der University of Newcastle upon Tyne und von Dänemark fügten diese Substanz dem Futter von Ratten hinzu und hemmten damit in ihrem Körper die Entwicklung bösartiger Darmtumore um ein Drittel. Ähnliches passierte, wenn gleich mit rohen Karotten gefüttert wurde. Denn Falcarinol unterbricht den Transport bestimmter Moleküle in eine Krebszelle hinein. Darüber berichtete 2005 die Fachzeitschrift „Journal of Agricultural and Food Chemistry“.

Dieses natürliche Pestizid ist nur eines von mehr als 500 seiner weitgehend unbekannten Gruppe, der Polyine.

Das ist erst der Anfang einer spannenden Reise zu den verblüffenden Pflanzenstoffen gegen Krebszellen. Zehntausende weitere Gewächse wie Heilpflanzen, Gewürzkräuter, Früchte, Gemüse und Hölzer entwickeln nicht einzelne Substanzen, sondern umfangreiche Gruppen von Molekülen, die sogar den menschlichen Organismus vor Zellschäden bewahren können.

Pflanzen halten diese Wirkstoffe in ihren Blättern, Stängeln, Wurzeln, Samen oder Rinden jedoch nicht für uns bereit, sondern erst einmal für sich selbst. Denn auch für sie hat unter allen Risiken jedes unnormale Zellwachstum außerhalb der vorgesehenen Regulationen eine extrem hohe Sonderstellung. Und es trägt den gleichen Namen: Krebs.

Warum ist dieser Hinweis so wichtig?

Noch nie hatte eine Gesellschaft in derart großem Umfang wie wir das Privileg, die wichtigsten Antikrebssubstanzen und ihre Wirkungen bis in viele Einzelheiten zu kennen. Gemessen daran, ist ein Mantra der Forschung fast unerklärlich: Falsches Essen begünstigt 17 der 22 häufigsten Krebserkrankungen.

Wissenschaftler der Internationalen Agentur für Krebsforschung, IARC, stützen sich bei dieser Aussage auf statistische Daten, die an Millionen Patientinnen und Patienten erhoben wurden. Und beim 121. Jahreskongress deutscher Internisten im April 2015 lautete eine der Hauptbotschaften: „Fettleibigkeit verursacht bald mehr Krebs als Rauchen."

Mediziner äußern sich gleichzeitig gern bescheiden und vertreten beispielsweise die Ansicht, dass die Zusammenhänge von Übergewicht und Fettleibigkeit mit einer Zunahme des Krebsrisikos wenig erforscht sind. Als wollten sie die Mehrzahl ihrer Patienten von jeder Schuld befreien. Dennoch verweisen sie im gleichen Atemzug auf Störungen der Umwandlung von Blutzuckermolekülen in Energie, auf Schädigungen durch eine hohe Dichte an Fettmolekülen in den Gefäßen, sowie auf krankhafte Veränderungen des Darmmikrobioms – alles durch zu hohen oder unüberlegten Konsum von Nahrungsmitteln.

Wen das entweder schockt oder kalt lässt, sollte auch das bedenken: Richtiges Essen hemmt sowohl die 22 häufigsten Krebserkrankungen, wie auch alle selteneren!

Niemand hindert uns daran, diesen pflanzlichen Wirkstoffen auf unseren Tellern eine größere Chance zu geben.

Und es gibt noch viel mehr, worüber Nachdenken sich lohnen würde.

Aspirin, Angelina Jolie und sehr persönliche Beweggründe

In der New York Times vom 19. Mai 2014 beginnen zwei Wissenschaftlerinnen der berühmten Harvard Medical School einen anklagenden Artikel mit einem erstaunlichen Bekenntnis: „Wir glauben, dass es möglich ist, Brustkrebs – die führende Todesursache an Krebs bei Frauen - zu behandeln mit einer Substanz, die in fast jedem Badezimmerschrank steckt: Aspirin.“

Die beiden Ärztinnen Dr. Michelle Holmes und Dr. Wendy Chenmay veröffentlichten bereits 2010 in der Onkologiezeitschrift „The Journal of Clinical Oncology“ dieses beeindruckende Ergebnis einer Studie: Wenn Frauen aus irgendwelchen Gründen wenigstens eine Aspirintablette wöchentlich einnahmen, verringerte sich für sie die Wahrscheinlichkeit, an Brustkrebs zu erkranken oder an dieser Krankheit zu sterben, um 50 Prozent, verglichen mit jenen ohne diese Wirkstoffe. 2012 kamen auch britische Wissenschaftler, die sich mit Aspirin als Schutz vor Herzinfarkt befassten, zufällig zu dieser Überzeugung: Als Nebeneffekt wurde auch unter ihren Testpersonen die Todesrate von an Brustkrebs erkrankten Frauen gesenkt.

In dem oben erwähnten Artikel mit der Überschrift „A Cancer Treatment in Your Medicine Cabinet?“ beklagen die beiden Medizinerinnen verständlicherweise, dass es vier Jahre nach der ersten Erkenntnis 2014 noch keine wissenschaftlich wasserdichte Untersuchung in Bezug auf einen vermutlich schützenden Aspirinnutzen bei Frauen mit Brustkrebs gab.

Die zwei Forscherinnen liefern auch die Erklärung für dieses Desinteresse.

Klinische Studien über Medikamente werden meist gestartet, weil sie große Gewinne erwarten lassen, nicht, weil sie vielleicht heilen. Der Aufwand für eine Aspirinstudie an Hunderten Frauen und einer Kontrollgruppe über mehrere Jahre würde in der Nähe von zehn Millionen Dollar liegen. Ein Jahreskonsum dieser Tabletten kostet in den USA rund sechs Dollar, viele Hunderte Male weniger als jede Chemotherapie. Kein Wunder, dass Pharmakonzerne kein Interesse daran haben, ein Vermögen auszugeben, um sich selbst ihr Geschäft mit dem Krebs zu zerstören.

Errangen die Informationen dieser beiden Ärztinnen die Aufmerksamkeit, die sie verdienten? Nicht annähernd! Medien honorieren lieber andere Frauen. Zum Beispiel Frauen wie Angelina Jolie, die Tabus brechen.

Die Schauspielerin mit dem Krebsgen BRCA1 machte zur gleichen Zeit im Mai 2013 ihre Mastektomie in der New York Times öffentlich und teilte mit Millionen Frauen ihre Beweggründe: Ihre Mutter, ihre Großmutter und eine Tante starben an Krebs, und auch ihr persönliches Krebsrisiko wurde auf eine Wahrscheinlichkeit von 87 Prozent geschätzt. Knapp zwei Jahre nach den beiden Brüsten ließ Angelina Jolie auch die Gebärmutter vorsorglich entfernen. Sie wusste seit Längerem, dass dieses Risiko ebenfalls bestand, und zwar mit 50 Prozent nur wenig geringer. Nun hatten Ärzte erhöhte Entzündungsmarker, ein bestimmtes Bluteiweiß, festgestellt, und sie entschloss sich zum Handeln. „Davor habe ich Monate lang gezögert, mich informiert und nachgedacht. Ich will, dass alle Frauen mit diesen Risiken die Optionen so Bescheid wissen wie ich, deshalb berichte ich darüber“, erläuterte die Unter-Vierzigjährige.

Das schreit bei einer solchen Berühmtheit schon eher nach Schlagzeilen.

Wer redet da noch von Aspirin?

Immerhin: Ein britisches Wissenschaftlerpaar an der University of Oxford, Adam Baker vom Worcester College und Christiana Kartsonaki vom Nuffield Department of Population Health, analysierte 24 Studien mit Angaben von insgesamt 149.860 Brustkrebspatientinnen zur Einnahme von Aspirin. In der Zeitschrift „Oncologist“ bekundeten sie am 29. Januar 2024 einen kleinen Überlebensvorteil, wenn Aspirin erst nach der Diagnose eingesetzt wurde (Quelle “Aspirin Use and Survival Among Patients With Breast Cancer: A Systematic Review and Meta-Analysis”. Oncologist. 29. Januar 2024).

Das kann erklärt werden: Wen Frauen mehrere Jahre vor der Diagnose Brustkrebs regelmäßig Aspirin einnahmen, dann wohl, um Herzrisiken verringern. Das lässt auf einen schlechten Gesundheitszustand schließen. Tatsächlich ist in dieser Gruppe von Krebspatientinnen trotz Aspirin die Sterbewahrscheinlichkeit höher als bei jenen an Brustkrebs Erkrankten, die bis zur Diagnose nicht zur Aspirintablette gegriffen haben.

Aber unbestritten handelt es sich bei Aspirin um eine Phytochemikalie mit offenbar magischen Kräften. Es ist der Handelsname für einen Abkömmling der Salizylsäure in der Birkenrinde, in Früchten und Beeren.

Tatsächlich wohnen praktisch allen Pflanzen Kräfte mit unvorstellbar intelligenten, vielseitigen und wertvollen Wirkungen für ihre nackte Existenz inne.

Einige Dutzend weisen genau solche Eigenschaften auf, die eine ausgeprägte Krebsentstehung in unserem Körper sehr erschweren.

Mindestens fünf bis sechs konkrete Ansätze sprechen für einen gezielten Einsatz von ausgewählten Pflanzenstoffen.

Hier ist eine der spannendsten Anti-Krebsstrategien. Sie richtet sich gezielt gegen das, was eine Krebszelle von jeder gesunden unterscheidet: ihre bedrohliche Unsterblichkeit.

Jeder Krebs entsteht in einer einzigen geschädigten Zelle. Eine besonders hohe Menge von seltsamen Eiweißen aus der Gruppe Fermente ermöglicht es ihnen, sich unendlich oft zu teilen und grenzenlos zu wuchern.

Diese Stoffe werden Enzyme genannt, nach der griechischen Bezeichnung für Hefe und Sauerteig.

Das klingt unverständlich nur so lange, bis einem das größte biologische Wunder bewusst wird. Auch der komplette menschliche Körper bildet sich durch immer währende aufeinanderfolgende Teilung aus einer einzigen Stammzelle, der Eizelle.

Eine Zelle ist die kleinste Einheit eines Organismus.

Ihren Namen hat sie vom lateinischen Begriff für kleine Kammer, cellula. Sie haben unterschiedliche Ausmaße. Am größten ist mit weniger als einem Millimeter, gerade noch mit freiem Auge sichtbar, die Eizelle der Frau. Die längsten Zellverbände von 1.000 und mehr Millimetern sind unsere Nervenstränge.

Jede solche kleinste lebende Einheit aller Organismen enthält innerhalb der Membrane ihren Kern mit dem Sitz der Gene und dem größten Teil der Erbbestandteile, sowie die weitere lebende Substanz vor allem aus Eiweißen, Kohlenhydraten und Fetten. In den eigenen Minikraftwerken, den Mitochondrien, wird mit aggressivem Sauerstoff Energie durch Verstoffwechselung der Nahrung erzeugt.

Jede einzelne ist tatsächlich Teil eines unvorstellbar langen Geschehens seit Beginn der Menschheit. Denn die embryonale Eizelle im Körper einer Frau von heute entstammt direkt den Eierstöcken der Mutter, die wiederum die Stammzellen von ihrer Mutter übernommen hat und so fort und so fort.

Stammzellen sind unbegrenzt oft zu Teilungen fähig und in diesem Sinne unsterblich - solange sie im jeweiligen Organismus wie jede normale Zelle auch mit Nährstoffen und Sauerstoff ausreichend versorgt werden.

Eine weitere Besonderheit ist ihre Fähigkeit, sich in eine von etwa 200 Gewebearten zu differenzieren. Dadurch werden sie zu ganz normalen Zellen und unterliegen den biologischen Gesetzen des jeweiligen Organs - egal ob Herz, Lunge, Knochen oder Blut.

Unser Körper besteht aus vielen Milliarden solcher streng kontrollierter Zellen ohne Sonderrechte. Jede einzelne trägt auf unzähligen fadenförmigen Gebilden die Erbanlagen, das Genom. Sie heißen Chromosomen und sind auf Doppelsträngen fixiert.

Diese winzigen Erbgutstränge werden durch spezielle Endteile vor dem Zusammenkleben, beziehungsweise vor dem Ausfasern geschützt - wie Plastikhülsen an Schnürsenkeln. Man nennt sie, nach den griechischen Bezeichnungen für Ende und Teil, Telomere.

Gleichzeitig sind es vermutlich Abstellplätze für Reparaturbausteine, bis sie gebraucht werden.

Die gewöhnliche Körperzelle schafft eine bestimmte Anzahl von Teilungen, in der Regel zwischen 50 und 70. Diese Chromosomenendstücke werden bei jeder Teilung strapaziert und verlieren an Ausdehnung und Materie. Das verändert auf Dauer die Stabilität, die Qualität und die Fähigkeiten der Erbinformationen. Dabei gibt der Verlust den Ausschlag, nicht die messbare Länge: Mäuse haben längere Telomeren und leben kürzer. Am Ende aller Teilungsaktivitäten einer Zelle weisen ihre Chromosomen kaum mehr als die Hälfte ihrer ursprünglichen Länge auf.

Auch eine Freisetzung von Stresshormonen und ein Angriff durch Sauerstoffradikale verkürzen die sensiblen Telomeren unserer Körperzellen und beeinflussen negativ die Erbmasse, die in der Regel bereits durch falsche Ernährung, durch entzündliche Prozesse, durch Umweltgifte und ungesunden Lebensstil belastet wird. Rauchen, Übergewicht und eine Insulinresistenz werden ebenfalls kritisch angeführt.

Bei Geschlechtshormonen wird eher ein schützender Effekt unterstellt. Günstig ist auch das Vitamin D, denn es reduziert die Wirkung von entzündungsfördernden Molekülen.

Studien lassen keinen Zweifel: Beschädigte Chromosomenendstücke erhöhen die Krankheitsanfälligkeit und verschlechtern den Krankheitsverlauf.

Häufen sich Zellen mit frühzeitig beschädigten Chromosomenendstükken, leidet mit zunehmendem Alter der ganze Organismus. Das kann die Lebenszeit verkürzen, massiv durch Herzerkrankungen oder durch Infektionen beispielsweise in der Lunge, denn weiße Blutzellen teilen sich besonders schnell - dadurch steigen die Belastungen für ihre Telomeren.

Unsere besonders wertvollen Stammzellen verlieren ebenfalls bei jeder Teilung, doch wegen ihrer Bedeutung für den Fortbestand hat die Evolution sie besonders bevorzugt: Eine Art Jungbrunnenenzym bewahrt sie vor dem Schicksal der einfachen Zellen. Sie teilen sich fortwährend und leben doch weiter und weiter. Dieses besondere Unsterblichkeitsenzym heißt Telomerase. Es ermöglicht der jeweils unterstützten Zelle eine bevorzugte Vermehrung, denn es repariert die Chromosomenendstücke kontinuierlich.

Das Enzym festigt die Beschaffenheit der Erbsubstanzen, was sie einerseits besser vor Schäden schützt, und intensiviert andrerseits alle Reparaturmöglichkeiten.

Die Natur verleiht offenbar Unsterblichkeit dort, wo sie benötigt wird, und schützt durch eine Art Jungbrunnenenzym bestimmte eminent wichtige Zellen vor Verschleiß – neben den Stammzellen sind es die Nervenzellen und stärker als andere auch die Herzzellen.

Im jugendlichen Körper ist dieses Eiweiß auch in den meisten gewöhnlichen Geweben aktiv. Damit bewirkt die Evolution, dass wir die Fortpflanzungsphase mit möglichst optimal gesunden Zellen erreichen. Im weiteren Verlauf der Jahre verschwindet aber die Telomerase aus den meisten unserer Organe. Die Telomeren in den normalen Körperzellen werden deshalb immer kürzer und können die Erbsubstanz immer weniger schützen.

Bei Krebszellen ist vieles anders. Sie profitieren von einem eigenen, jedoch ähnlichem Überlebensenzymen.

Auf der Basis zahlreicher Studien wird angenommen, dass Aspirin mit seiner entzündungshemmenden Wirkung derartige Enzyme hemmen kann.

Es würde genügen, wenn das immer wieder in jener einzigen Zelle gelänge, in der eine Krebsentstehung immer startet.

In jeder Zelle ein Checkpoint des Sterbens

Seit 1998 ist eine Art Checkpoint in jedem Zellkern identifiziert: Offensichtlich eine Kontrollfunktion, die erkennt, wenn eine maximal zulässige Verschlechterung erreicht ist. Dann wird jede weitere Teilung der betroffenen Zelle gestoppt, und ein Signal leitet ihre Vergreisung ein, Seneszenz genannt. Diesem Ruhezustand folgt allmählich der genetisch programmierte Zelltod, die Apoptose.

Ziel ist die Vermeidung einer weiteren Teilung altersschwacher Zellen, was zur

Entstehung beschädigter Tochterzellen führen könnte.

Aber in sehr seltenen Fällen versagt die kritische Kontrolle mit Seneszenz und Apoptose und eine Zelle mit zu kurzen Telomeren stirbt nicht, sondern bestimmte Umstände lassen ihre weitere Teilung zu. Geht der Schutz einer Zelle durch ihre Telomere verloren, kommt es zur Telomerekrise. Sie ist mit extremer Instabilität der Erbanlagen verbunden und kann die Entstehung von Krebs fördern.

Dann entsteht mit größerer Wahrscheinlichkeit eine unkontrollierbare, bösartige Tochterzelle.

Solche andersgeartete Zellen unterwerfen sich nicht den Gesetzen der Gewebe, denen sie angehören – sie sind egoistisch, gierig, maßlos.

Vor allem wehrt sich die derart mutierte kleinste Lebenseinheit im Organismus gegen die biologische Gesetzmäßigkeit, die sie in die Vergreisung führen würde, indem sie das Jungbrunnenenzym zurückholt, die Telomerase! Da ihre Telomeren immer wieder repariert und verlängert werden, kann sie sich unendlich oft teilen und vermehren. Die verstärkte Tätigkeit dieses Enzyms wird in etwa 90 Prozent der Krebszellen nachgewiesen. Aber nicht nur dieses.

Gleichzeitig decken Tierversuche eine weitere Hürde auf: Etwa ein weiteres Zehntel der Krebszellen bewahrt, schützt und behält seine Telomeren ohne das Enzym Telomerase. Diese Minderheit kann also, wenn sie gezwungen wird, auch unter Verzicht auf diese Jungbrunnensubstanz die Seneszenz umgehen und sich ewig weiterteilen – wie, ist ungeklärt.

Doch die größte Anzahl der Krebszellen verschafft sich ihre enormen

Vorteile mit dem für sie typischen Unsterblichkeitsenzym.

Die neueste Forschung auf zellularer Ebene verfolgt auf dieser Basis und unter Nachahmung dieses Effektes im gesunden Menschen mehrere vorrangige Lösungen zur Vermeidung alterstypischer Probleme.

Durch eine gezielte Aktivierung genau dieses Telomerasegeschehens in der normalen Zelle werden die Telomere und damit die ganze Zelle länger vor Mutationen geschützt. Die Stabilisierung der Erbmasse bremst generell Abnutzungsprozesse. Zusätzlich wird konkret die Bildung einer entarteten Tochterzelle weniger wahrscheinlich.

Zahlreiche Studien beweisen: Ausgewählte und aufeinander abgestimmte pflanzliche Substanzen schützen die Chromosomenendteile in einem Ausmaß, das durchaus mit dem zelleigenen Unsterblichkeitsenzym vergleichbar ist.

Hilfreich dafür sind unterschiedliche Maßnahmen: die Verringerung von seelischem Stress und damit die Abnahme freier Sauerstoffradikale, die Normalisierung des gefährlichen LDL-Cholesterins durch den Umstieg auf eine Kost mit Fokus auf Vollkorneiweiß und Gemüse, bei gleichzeitiger Reduktion von Übergewicht, falls vorhanden.

Die große Herausforderung besteht darin, dass das für gesunde Zellen gewinnbringend aktivierte Enzym Telomerase nicht auch in bösartigen Zellen zur Wirkung kommt und ihnen hilft, länger zu leben.

Als letzte Notmaßnahme wird im Schadensfall gezielt in entarteten Zellen die Blockade der Telomerasebildung angestrebt, so dass auch diese bösartigen Einheiten des Organismus nach einigen Dutzend Teilungen doch noch normal absterben.

Die Blockade des Unsterblichkeitsenzyms darf allerdings nicht die von der Natur bevorzugten Zellgruppen treffen, allen voran die Stammzellen.

Durch spezielle Nährstoffe können auch das Einschalten und Ausschalten verschiedener Eigenschaften der Erbbestandteile positiv beeinflusst werden. Diese Programmierung wird als Epigenetik bezeichnet. Beispielsweise werden erlahmte genetische Schutzfunktionen durch ausgewählte pflanzliche Substanzen reaktiviert, sogar noch im Alter. Auch das verringert die Wahrscheinlichkeit einer Teilung und Vermehrung beschädigter Zellen.

Alles sehr komplex.

Derzeit versprechen sich Forscher diese gewünschten Wirkungen von einer Nährstoffzusammensetzung, die morgens und abends unterschiedliche Substanzen zuführt.

Am Morgen: Ein Extrakt aus dem Grünen Tee, durch den ein Schutz vor entzündlichen Prozessen erwartet wird, ebenso die verwandten Vitamine B6, B12 und Folsäure, dazu Formen des Vitamins E, sowie zwei chemische Elemente: das zellschützende Selen und das Zink zur Stärkung der Immunkräfte.

Am Abend: Zur Unterstützung der nächtlichen anti-entzündlichen Reparaturprozesse Polyphenole aus Braunalgen und Traubenkernen, ferner die Carotinoide Zeaxanthin und Lutein, der Tomatenwirkstoff Lycopin, aus dem Shiitakepilz das Vitamin D Cholecalciferol, das Coenzym Q10, die Vitamine C, B1, B2, Niacin, B5, Biotin und K, sowie Magnesium, einer der sechs unverzichtbaren Mineralstoffe.

Vergärung statt Verbrennung

Eine gesunde Zelle erzeugt ihre eigene Energie besonders rasch aus Kohlenhydraten. Und zwar aus ihrem Zucker, der in der Wissenschaft Glukose oder Stärke genannt wird.

Das ist sehr sinnvoll, denn Kohlenhydrate sind in fast jedem Nahrungsmittel enthalten, nicht nur in Teigwaren, Reis, Kartoffeln, sondern auch in der Milch, im Alkohol, im Obst und in den Gemüsen.

Diese Zuckerarten werden in der Regel mit Hilfe von aggressivem Sauerstoff aus unserer Atemluft durch eine Art Verbrennung, Oxidation genannt, verstoffwechselt. Das geschieht in den eigenen Minikraftwerken jeder Zelle, den Mitochondrien. Unterstützt werden diese Prozesse durch Gene und Enzyme.

Diese Energieerzeugung mit Sauerstoff ist die schnellste und effektivste. Sie hat jedoch eine Nebenwirkung. Moleküle des sehr aggressiven Sauerstoffradikale werden radikal und frei und können in einer Kettenreaktion benachbarte Zellen extrem schädigen. Dabei entsteht der sehr zerstörerische so genannten oxidative Stress.

Bereits 1923 erkannte der deutsche Biochemiker und Arzt Dr. Otto Heinrich Warburg erstmals bei Krebszellen eine bemerkenswerte Eigenschaften. Sie entwickeln eine besondere Gier nach Zucker. Stärker als jede gesunde Zelle. Und er entdeckte eine weitere Auffälligkeit: Sie erarbeiten ihre Energie anders als andere Zellen. Obwohl genügend Sauerstoff vorhanden ist und sie damit rasch und sehr effektiv Zucker in eine brauchbare Energie umwandeln könnten, erfolgt die Verstoffwechslung des Zuckers hauptsächlich durch Hefen und Bakterien. Dieser Prozess wird als Fermentation oder Vergärung bezeichnet.

Es ist ein normaler Prozess, den wir auch im Alltag erleben können. Wenn Milch sauer wird, geschieht das durch Vergärung.

Vergärung ist sehr viel umständlicher. Sie bietet der Krebszelle jedoch einen gewaltigen Vorteil. Dieser Stoffwechsel ohne Sauerstoff resultiert nicht in freien Sauerstoffradikalen und verschont die Krebszelle vor dem sehr gefährlichen oxidativen Stress.

Bei diesem Weg der Verarbeitung werden außerdem bestimmte Substanzen, vor allem Milchsäure, überproduziert. Auch sie gehören zum einzigartigen Schutzprogramm der Krebszelle. Etwas Milchsäure entsteht auch in gesunden Zellen. Aber nur unter besonderen Umständen, beispielsweise bei Mangel an Sauerstoff in einem strapazierten Muskel.

Dass Krebszellen diesen Weg der Energieerzeugung auch in Gegenwart von reichlich Sauerstoff wählen, erschien zu Recht als rätselhaft. Vergärung liefert eine geringere Menge an Energie.

Lange nach Dr. Otto Heinrich Warburg hat die Wissenschaft immer noch nicht erklären können, warum Krebszellen einen umständlicheren Prozess wählen und dabei am Ende allerdings doch noch erfolgreicher sind als jede gesunde Zelle.

Der deutsche Biochemiker und Stoffwechselexperte Dr. rer. nat. Johannes F. Coy machte während seiner Forschungszeit am Deutschen Krebsforschungszentrum in Heidelberg 1995 dazu eine wichtige Entdeckung. Er identifizierte in einer weit verbreiteten Enzymfamilie ein spezielles Enzym mit Eigenschaften wie ein Gen, das in Krebszellen besonders gehäuft aktiv ist. Konkret schaltet es trotz des Vorhandenseins von Sauerstoff den Stoffwechsel auf Vergärung um. Erst damit wird die Ernährung, Vermehrung und Verbreitung der betreffenden Krebszelle ermöglicht! Die neu entdeckte Substanz ähnelt einem bekannten, weitest verbreiteten Enzym, Transketolase, TKT, und Dr. Coy nannte es dementsprechend TKTL1.

Wie jedes Gen kann auch dieses für die Krebszelle äußerst wichtige TKTL1 durch biochemische Einflüsse eingeschaltet und ausgeschaltet werden. In diesem Fall sogar durch die richtige Ernährung. Darin liegt eine Chance.

Denn TKTL1 bietet die sehr interessante Möglichkeit, auf das Schicksal von Krebszellen Einfluss zu nehmen. Denn sie brauchen unbedingt die mit Hilfe des Enzymgens TKTL1 erzeugte Energie aus Zucker für ihre Vermehrung und ihre Verbreitung.

Zellen werden aus Zucker, Fetten und Eiweißen gebildet. Während wir von Teilung sprechen, ist es in Wirklichkeit erst einmal eine Verdoppelung. Dafür wird Material gebraucht. TKTL1 ist das Enzymgen, das diese Prozesse steuert.

Diese Prozesse der Regulierung sind für die Gesunderhaltung jeder einzelnen unserer Milliarden Zellen unumgänglich und die Grundlage der Anti-Aging-Medizin. Aber in bösartigen Zellen ist das gleiche Prinzip ein bedrohendes Problem.

Noch etwas wurde festgestellt. Auch diese Schlussfolgerung war essentiell: Krebszellen teilen sich erst, wenn genügend Zucker vorhanden ist. Deshalb erfolgt dieser bedrohliche Schritt logischerweise erst, wenn in der betreffenden Krebszelle durch das Gen TKTL1 die notwendige Energie garantiert ist.

Darüber berichtete Dr. Johannes F. Coy gemeinsam mit drei weiteren Wissenschaftlern am 15. März 2009 im „International Journal of Cancer" unter dem ins Deutsche übersetzten Titel „Transketolase-ähnliches Protein 1 (TKTL1) ist für schnelles Zellwachstum und volle Lebensfähigkeit menschlicher Tumorzellen erforderlich" (Originalstudie: „Transketolase-like protein 1 (TKTL1) is required for rapid cell growth and full viability of human tumor cells").

Mittlerweile ist auch besser begriffen, unter welchen Voraussetzungen die Wahrscheinlichkeit größer ist, dass es in einer einst gesunden Zelle überhaupt zu einer besonderen Bedeutung und Vermehrung des Gens TKTL1 kommen kann.

Solange sich die Zelle nicht teilt, verbrennt sie ihre Nährstoffe mit Sauerstoff. Dabei werden viele Sauerstoffradikale freigesetzt. Sie schädigen sowohl feste Zellstrukturen wie auch die Erbbestandteile. Das ist irgendwie zu ertragen, solange sich die Zelle nicht teilt. Doch im Augenblick der Teilung, die mit einer Verdoppelung der Zellsubstanz und auch ihrer Erbbestandteile startet, wäre oxidativer Stress besonders gefährlich.

Deshalb stoppt das Enzymgen TKTL1 in dieser Phase die Verbrennung durch Sauerstoff und schaltet den Stoffwechsel auf Vergärung um.

Es sind bekannte Prozesse, die auf lange Sicht die Bedingungen für eine Krebsentstehung vorbereiten. Eine ständig hohe Zahl von freien Radikalen steht ganz vorne in dieser Auflistung. Die Verbrennung von Zuckermolekülen fördert mit ihren freien Sauerstoffradikalen Mutationen. Das gilt auch für langanhaltende schwere chronische Entzündungsprozesse, eine zu hohe Menge an ungesunden Nährstoffen und chemischen Zusatzstoffen in Nahrungsmitteln, Stressbelastungen oder Schadstoffbelastungen aus der Umwelt.

Sind diese Reize gering bis normal, können eine geschädigten Zelle vom Immunsystem durch den natürlichen Zelltod eliminiert. Sobald die Attacken gegen eine einzelne Zellen zu stark sind, wird in einer Überreaktion das Enzymgen TKTL1 aktiviert, und es schaltet auf Vergärung des in der Zelle ankommenden Zuckers um. Das startet für die Krebszelle ein spezielles Schutzprogramm.

Die Umstellung von Verbrennung des Zucker auf Vergärung durch TKTL1 lässt in der bösartigen Zelle nämlich auch große Mengen an Milchsäure entstehen. Das ist ein weiterer und notwendiger Schritt für das Ausbreiten des Krebsprozesses. Gleichzeitig entstehen ebenfalls Eiweiße mit der Fähigkeit, die Milchsäure heraus aus der Krebszelle und hinein in ihre Nachbarschaft zu transportieren. Durch die austretende Säure werden angrenzende Zellstrukturen aufgelöst, und Krebszellen können in sie einwandern. Große Mengen von Milchsäure machen den Krebsprozess unumkehrbar.

Es gibt eindeutige Beweise für die Annahme, dass TKTL1 gezielt einen Schutzmechanismus für Zellen einschaltet, indem freie Sauerstoffradikale ausgeklammert werden. Im menschlichen Körper werden große Mengen von TKTL1 in Zellen von besonderer Bedeutung gemessen: im Hoden, um Spermien vor Sauerstoffradikalen zu schützen, und in der Netzhaut, die an hellen Tag durch UV-Strahlung gefährdet ist.

Diese Erkenntnisse erlauben einen Umkehrschluss: Eine erhöhte Aktivität von TKTL1 in einer Krebszelle bedeutet dort verstärktes Wachstum und das verbessert gleichzeitig die Überlebenschancen der betreffenden Krebszelle. Ein Nachweis des Umfangs solcher TKTL1-Aktivitäten zeigt genau, wie weit der Tumor bösartig oder aggressiv ist.

Die Milchsäure erschwert es dem Immunsystem außerdem, die Bösartigkeit der Zelle zu erkennen und darauf zu reagieren.

Auf den Punkt gebracht: Die Vergärung verschafft diesen bereits geschädigten Zellen ebenso wie Krebszellen gewaltige Vorteile. Der andere Stoffwechsel garantiert am Ende ihr gesichertes Wachstum. Sie sind resistent gegen freie Sauerstoffradikale und werden von oxidativem Stress nicht geschädigt. Sie dringen nach der Ausscheidung und Verbreitung von Milchsäure schneller in umliegendes Gewebe ein, meist über Lymphbahnen und Blutgefäße, und zerstören sie. Um die Krebszelle herum schützt Milchsäure sie vor Attacken durch das Immunsystem.

Die Vergärungschemikalien machen die Krebszellen gleichzeitig immun gegen verschiedene Chemotherapeutika. Sie sind nicht behandelbar. Der Blutstrom trägt sie in andere Gewebe, wo sie ihre Zerstörung fortsetzen.

Auf der anderen Seite bieten vergärende Krebszellen einen Angriffspunkt: Sie sind besonders auf Glukose angewiesen. Wenn es gelingt, das

TKTL1-Genenzym auszuschalten, sind sie von der Versorgung abgeschnitten. Die bösartigen Zellen sterben.

Die Wirklichkeit ist ernüchternd. Dr. Johannes F- Coy im Juni 2024: „In den Lehrbüchern der Biochemie und der Medizin kommt TKTL1 nicht vor.“

Die neue Anti-Krebs-Ernährung nach Dr. Coy

Mit diesen Überlegungen hat der deutsche Biologe Dr. Johannes F. Coy Möglichkeiten der Hemmung von Vergärung von Zucker mit Hilfe des Enzymgens TKTL1 in einer Phase gesucht, wenn es dringend geboten war: während einer Krebserkrankung.

Ein Weg ist eine besondere Ernährung mit dem Schwerpunkt, den Verzehr von Zucker einzuschränken.

Dringend notwendig ist seiner Ansicht nach zu Beginn eine dreitägige strenge ketogene Ernährung. Danach muss weiterhin die Aufnahme von Kohlenhydraten und vor allem von Zucker, wie wir ihn für gewöhnlich kennen, stark reduziert bleiben.

Die ketogene Diät zum Start - auch Ketodiät genannt - ist eine sehr kohlenhydratarme, fettreiche Ernährung. Sie kann auch bei der Gewichtsabnahme und bei bestimmten weiteren Gesundheitszuständen sinnvoll sein und wirken, was in vielen Studien nachgewiesen wurde. Zum Beispiel eignet sich eine ketogene Ernährung besonders gut, um überschüssiges Körperfett zu reduzieren, ohne zu hungern. Dadurch werden Krankheiten wie Diabetes oder das metabolische Syndrom verbessert.

Bei einer Ketodiät muss weitestgehend auf Kohlenhydrate, also auf Zucker, Glukose, Stärke verzichtet werden. Denn Krebszellen sind auf diesen Hauptbrennstoff angewiesen.

Da Zucker generell die wichtigste Energieform ist, besonders für das Gehirn, wird eine bestimmte Menge an Bausteinen wie Aminosäuren und Milchsäure in der Leber gespeichert, um bei einem Mangel daraus Glukose herstellen und damit aushelfen zu können.

Das funktioniert nur kurzfristig.

Wenn wir nämlich ein bis zwei Tage lang extrem niedrige Mengen an Kohlenhydraten zuführen und der Organismus sich die Glukose aus der Leber besorgt, sind diese Reserven bald erschöpft. Dieser neue Mangelzustand zwingt die Leber im nächsten Schritt durch eine dramatische Änderung des Stoffwechsels zu einem Ausgleich. Ohne Kohlenhydrate wird der Organismus – auch der gesunde – jetzt ersatzweise gezwungen, verzehrtes oder im Körper vorhandenes Fett als Brennstoff zu verbrennen.

Aus dem Fett, das wir essen, sowie aus unserem eigenen Körperfett werden bestimmte Energiemoleküle hergestellt, hergestellt, Ketone oder Ketonkörper genannt. Das Gehirn und andere Organe können sie als Energiequelle nutzen.

Unsere Leber produziert solche Ketone regelmäßig, auch wenn wir uns üblicherweise kohlenhydratreich ernähren. Ketone bilden sich hauptsächlich über Nacht, aber nur in geringen Mengen. Wenn jedoch die Spiegel von Glukose und Insulin im Blut niedrig bleiben, verstärkt die Leber ihre normale Ketonproduktion, schon um Energie für das Gehirn bereitzustellen.

Eine Ketodiät ohne Kohlenhydrate kommt mit weniger Insulin aus, und der Spiegel dieses Bauchspeicheldrüsenhormons sinkt oft drastisch. Auch dieser Umstand trägt dazu bei, dass der Körper zur Energiegewinnung auf seine Fettspeicher zugreift.

Studien zeigen auch, dass mit der Ketodiät deutlich an Gewicht verloren wird, ohne Kalorien zählen zu müssen.

Im Abwehrkampf gegen Krebs zählt jedoch nicht eine Gewichtsabnahme, sondern das Aushungern der Krebszellen.

Nach drei Tagen ketogener Ernährung sollen die von Dr. Johannes F. Coy erarbeiteten Richtlinien einer Anti-Krebs-Kost Krebszellen zwingen, ihre Energiegewinnung von Vergärung wieder auf Verbrennung umzustellen.

Die nach ihm benannte Anti-Krebs-Ernährung ist geprägt durch ein Minimum an Kohlenhydraten – auf täglich ein Gramm je Körpergewicht. Das ist eine Herausforderung, da Kohlenhydrate und damit Glukose oder Zucker oder Stärke allerdings in den meisten Nahrungsmitteln enthalten sind.

Eine große Bedeutung haben deshalb Eiweiße in der Anti-Krebs-Ernährung. Pflanzliche und auch tierische.

Eine zentrale Rolle spielen Pflanzenstoffe. Sie werden zu Stars in den von Dr. Johannes F. Croy propagierten Rezepten. Beispielsweise Haferkleie, Mandelmehl, Mandeln, Sesamsamen, Leinsamen, Kürbiskerne, Kräuter der Provence, Pfeffer, Spinat, Auberginen, Knoblauch, Kurkuma, Gemüsebrühe, Zitrone, Rosmarin.

Auch Kalorien aus tierischen Quellen passen in das Konzept, mit dem Krebszellen ausgehungert werden sollen. Sie spielen jedoch im Vergleich zur sonst üblichen Ernährung eine untergeordnete Rolle. Der Entdecker des Enzymgens TKTL1 nennt in seinen Veröffentlichungen unter anderem Schinkenspeckwürfel, Eier, Lammkotelette, Thunfisch und Kalbsfleisch.

Ein weiterer Ausgleich wird durch viel gesunde Öle wie Olivenöl und Kokosöl und Fette wie Biobutter und Schmand versucht.

Auch auf Süßes muss unter bestimmten Bedingungen nicht verzichtet werden. Dr. Johannes F. Coy hat zum Beispiel Backrezepte für einen Kokoskuchen aus Kokosraspel und Haferkleie oder für Cantuccini aus gemahlenen Mandeln und Haferkleie entwickelt. Für Süße sorgt jeweils eine besonders ausgewählte, gesunde Zuckerart.

Immer wird als oberstes Prinzip die Idee verfolgt, dass Krebszellen die verzehrte Nahrung schlecht oder gar nicht in brauchbare Energie umwandeln können.

Gesunder Zucker ist ein langsamer Zucker

Die Allermeisten wissen, dass es eine gute Idee ist, ihren Zuckerkonsum einzuschränken, um die Gesundheit zu schützen. Dabei ist es wichtig, den Unterschied zwischen natürlichem und zugesetztem Zukker zu kennen.

Der natürliche Zucker ist genau das, was die Bezeichnung ausdrückt: Zucker, der von Natur aus in Nahrungsmitteln enthalten ist, etwa in frischem Obst und Gemüse. Zugesetzter Zucker wird Produkten hinzugefügt, um die Süße zu erhöhen und den Verbrauch zu steigern. Maissirup mit hohem Fruktosegehalt, High Fructose Corn Syrup, HFCS, Rohrzukker, Reissirup und Maissirup sind gängige Arten in den Nährwertangaben.

Der in frischem Obst und Gemüse natürlich vorkommende Zucker ist eine Glukosequelle, die unserem Körper die Energie liefert, die er zum Leben braucht. Ein zu geringer Zuckergehalt im Blut kann sich sogar negativ auf unsere Aufmerksamkeit und unser Denken auswirken. Und wer Zucker über gesunde Lebensmittel wie Obst und Gemüse auf nimmt, erhält außerdem viele Nährstoffe, die der Körper braucht, wie Antioxidantien, Vitamine und Ballaststoffe.

Doch damit hören die Vorteile auch schon auf - zu viel Zucker, insbesondere zugesetzter Zucker, der nicht in der Natur vorkommt, kann im Laufe der Zeit schwere Schäden im Körper anrichten.

Der Biologe und Stoffwechselforscher Dr. Johannes F. Croy befasst sich seit Jahrzehnten mit Zucker oder Glukose eingehender. Die Rolle von Zucker in der Ernährung wurde bisher völlig unterschätzt. Seiner Auffassung nach hat sich in unserer Evolution unser Gehirn nur so enorm entwickeln können, weil durch den Vorgang des Kochens leicht absorbierbare Glukose als höchst effektive Brennstoffform verfügbar war.

Zucker garantiert die rascheste Energiebereitstellung. Ohne die nötige Menge der geeigneten, also richtigen Zucker mangelt es uns an Konzentration. Der Organismus reagiert mit Alarmmeldungen an das Gehirn, das mit Heißhungerattacken reagiert.

Zucker hat unbestritten das Potential, neue Zellen zu produzieren, auch

Bestandteile der DNA, und Reparaturprozesse einzuleiten.

Aber genau diese Eigenschaft sind ein großes Problem in jeder Krebserkrankung.

Ein besserer Weg ist der Verzehr von Zuckerarten, die nicht als natürlich oder zugesetzt, sondern als langsam eingestuft werden. Sie haben einen niedrigen glykämischen Index. Der GLYX gibt die blutzuckersteigende Wirkung der verzehrten Kohlenhydrate an.

Alternative, also gesündere Zuckerarten verhindern eine Fehlsteuerung des Stoffwechsels und halten die Schwankungen der Spiegel des Blutzuckers und des Insulins in Grenzen.

Im Gegensatz kann ein übermäßiger Konsum von Süßem mit falsch gewähltem Zucker auch Ihr Herz schädigen. Fettleibigkeit durch Zuckerkalorien ist ein weiterer Risikofaktor für Herzkrankheiten. Übermäßiger Zuckerkonsum kann aber auch zu Diabetes führen Entzündungen im Körper auslösen. Am schwerwiegendsten kann die Rolle von Glukose in der Entstehung und Ausbreitung von Krebsprozessen sein.

Bei einem medizinischen Workshop in Bardolino, Italien, informierte Dr. Johannes F. Coy am 21. Juni 2024 Ärztinnen und Ärzte über die Möglichkeiten, mit drei speziellen Zuckerarten auf die Prozesse in menschlichen Krebszellen Einfluss zu nehmen. Der Titel seines Vortrags: „Mit natürlichen Zuckern Fettverbrennung aktivieren und Alterungsprozesse hemmen".

Die drei „intelligenten Zucker" sind Mannose, Galactose und Tagatose.

Über Mannose berichtete die angesehene Fachzeitschrift „Nature" am 21. November 2018 unter der ins Deutsche übersetzten Überschrift „Mannose beeinträchtigt das Wachstum von Krebszellen und verstärkt die Wirkung einer Chemotherapie".

Mannose kommt reichlich in zahlreichen Früchten vor und wird in geringem Umfang vom Körper selbst gebildet. Natürliche Quellen sind unter anderem Beeren wie Preiselbeeren, Blaubeeren und Früchte wie Äpfel, Pfirsiche und Orangen, sowie Hefe und Mais. Ein großes Angebot von Nahrungsergänzungsmitteln enthält Mannose als Pulver oder in Kapseln.

Auch der natürliche Einfachzucker Galactose ist als Pulver erhältlich. Galactose hemmt in Krebszellen die Vergärung von Zucker zu Milchsäure. Dabei entsteht keine brauchbare Energie, was die Zelle vermehrt in die Verbrennung der Nahrung durch Sauerstoff drängt. Damit verliert die Krebszelle einen entscheidenden Vorteil. Gleichzeitig fördert Galactose ersatzweise die Verbrennung von im Körper gespeichertem Fett.

Auch die natürliche Zuckeralternative Tagatose gilt in diesem wichtigen Zusammenhang als wertvolle Ergänzung der Ernährung. Tagatose bremst nach Einnahme den Anstieg des Blutzuckerspiegels, was ersatzweise zu stärkerer Fettverbrennung führt. Das erschwert Krebszellen, ausreichend Energie aus dem Blutzucker zu gewinnen, und schwächt sie. Nur ein geringer Teil wird als Energie verwendet. Der Großteil wird im Dickdarm von gesunden Bakterien verstoffwechselt.

Tagatose ist in Pulverform oder als Sirup erhältlich.

Acetylierung, Methylierung sind für Millionen immer noch Fremdworte

Ein weitere Möglichkeit, mit seiner Ernährung einem Krebsgeschehen entgegenzuwirken, betrifft direkt die Erbinformationen in einer Zelle, die sich teilt.

Entlang der ausgedehnten Stränge der Nukleinsäuren lagern auf Eiweißspiralen die einzelnen DNA-Abschnitte, die Gene. An manchen Stellen sind sie sehr locker gepackt, sie können leichter gelesen und kopiert werden. Andere sind sehr dicht gesteckt, das bremst stark ihre Bedeutung.

Auch durch das Hinzufügen bestimmter Säurereste wird mitentschieden, welche genetischen Eigenschaften zum Ausdruck kommen und welche nicht. Dieser Prozess wird Acetylierung genannt, nach dem lateinischen Wort acetum für Essig. Erneut kommt es auf besondere Enzyme an, die eben sehr viele chemische Prozesse im Körper begleiten.

Beispielsweise können sie bestimmte Funktionen eines Gens einschalten oder ausschalten, heraufregulieren oder herunterregulieren.

Entscheidend ist immer der jeweilige Zustand eines Gens.

Auch das erklärt, warum eineiige Zwillinge mit weitestgehend identischen Genen doch große biologische Unterschiede aufweisen können.

Solche Acetylmoleküle sind es übrigens, die dem Aspirin eine Funktion als Genschalter geben.

Dann wurde ein weiteres Instrument zur Beeinflussung der Grundbausteine entdeckt: Ebenfalls durch Enzyme werden Moleküle einer Kohlenwasserstoffgruppe, Methyle, auf bestimmte Gene gesetzt. Damit fungieren sie ebenfalls als Ein- und Aus-Schalter. Diese so genannte DNA-Methylierung gilt als die überaus wichtigste epigenetische Veränderung unserer Erbsubstanz überhaupt.

Die aus der Methylierung resultierenden typischen Merkmale helfen der Zelle, ihre eigene Erbsubstanz zu erkennen und fremde zu eliminieren. So bewahrt sie ihre Integrität. So kann sie Krebsgene stoppen und jene Gene aktivieren, die den Selbsttod einer beschädigten Zelle herbeiführen.

Wenn für die Teilung das Erbgut verdoppelt wird, muss das Methylierungsmuster exakt auf die Tochter-DNA vererbt werden. Sonst werden in der neuen Zelle Gene aktiviert, die in der Mutterzelle ausgeschaltet waren.

Mit Enzymen kann das Instrument der Methylierung gesteuert werden. Das geht bis zum Ausschalten eines Onkogens.

Krebszellen sind jedoch besonders intelligent. Sie schalten für sich bestimmte Stoppmechanismen aus und verordnen sich damit ein unendliches Leben.

Auch dagegen werden wir in der grünen Apotheke fündig. Ein im Hopfen nachgewiesenes Polyphenol, Xanthohumol, durchkreuzt diese Programmierung und lässt die bösartig programmierte Zelle am Ende schrumpfen wie jede andere.

Krebsgewebe braucht ein Entzündungsmilieu. Verschiedene Pflanzenstoffe wirken dagegen anti-inflammatorisch und auch auf diese Weise krebshemmend.

Bei solchen und ähnlichen Prozessen haben Enzyme, Eiweiße, Aminosäuren und Anti-Entzündungshormone wichtige Funktionen. Unerlässlich sind dabei auch Substanzen, die den Transport solcher Hilfsstoffe direkt in das Innere der Zelle bewerkstelligen.

Wir können diese Substanzen von außen zuführen oder aus Vorstufen im Körper bilden.

Vor mehr als 10.000 Jahren erkannten die ersten Hochkulturen, dass mit immens vielen pflanzlichen Stoffen nach Verzehr im Menschen eine ganze Reihe gewünschter Effekte erzielt werden kann. Die vielleicht am stärksten lebensrettenden betreffen die geschützte Erneuerung und Regenerierung der menschlichen Zellen.

An dieser Stelle soll jedoch ein namhafter Professor der Anti-Aging-Medizin und Befürworter der Phytomedizin mit pflanzlichen Chemikalien zitiert werden, der in seinen Vorträgen gerne - jedoch ohne direkten Bezug auf Krebs - sagt: „Schnittlauchbrot? Ja. Aber den Schnittlauch fingerdick."

Eine immer größere Auswahl an Phytosubstanzen in pharmazeutisch reiner Qualität wird zum Glück in Kapseln, als Presslinge zur oralen Einnahme, als Gel, als Flüssigkeit oder als Extrakt einer kompletten Pflanzenmatrix zur Ergänzung der Nahrung angeboten.

Breite Effekte ohne Nebenwirkungen

Natürliche, aus Pflanzen gewonnene Substanzen mit medizinischem Nutzen werden in zunehmendem Umfang wissenschaftlich erforscht. Der große Reiz liegt in der Bandbreite ihrer positiven Effekte und im weitesten Sinne im Fehlen von Nebenwirkungen, die bei der Verwendung der meisten Medikamente in Kauf genommen werden müssen.

Beinahe jedes dieser Pflanzenpräparate für sich betrachtet wird zur Behandlung oder zur Prävention nicht nur einer einzelnen Krankheit, sondern gegen sehr viele Gesundheitsstörungen eingesetzt, oft auch bereits vorsorglich. Bestes Beispiel ist die Ayurvedamedizin, wo die jeweilige Liste der Anwendungen für jedes einzelne Kraut schier endlos ist.

Während ihre Auswahl auf Erfahrungen und Erkenntnissen aus Jahrtausenden beruhen kann, wirkt dieser breite Einsatz für weniger Informierte fast willkürlich und unglaubhaft.

Misstrauisch sind viele Menschen, weil sie eine Medizin gewohnt sind, die einem identifizierten Leiden konkret ein Mittel entgegensetzt, das die Beschwerden verändert.

Das in der Medizin vorherrschende System, den chronischen Erkrankungen nach ihrem Auftreten sozusagen kontra zu geben - Beispiel: hohe Blutdruckwerte absenken -, heißt Allopathie, nach griechisch allos, gegensätzlich.

Dabei ist die Gefahr groß, dass vor allem Messwerte zum Feind erklärt werden und die ihnen zu Grunde liegende Störung im Wesentlichen davon nicht berührt wird.

Das kann für die Patientin, für den Patienten beispielsweise bedeuten: eine bestimmte isolierte Substanz gegen einen vermuteten Auslöser von Diabetes, eine oder mehrere andere zur Absenkung des Bluthochdrucks, eine weitere gegen Blutfette, wieder eine andere zur Unterstützung der Herzfunktionen und noch eine für die Nieren.

In einer Zeit, in der neben den erdrückenden neuen Volkskrankheiten schon mehr als 10.000 Leiden als selten klassifiziert werden dürfen, weil sie in einer Arztpraxis im Laufe eines Jahres nur einmal vorkommen, explodieren dementsprechend die Mengen der verschreibungspflichtigen einschlägigen Medikamente und ihre Kosten für das Gesundheitssystem ins Unüberschaubare.

Myriaden Wirkstoffe in der grünen Apotheke der Natur

Ganz anders als die konträr zu einem Befinden verordneten Medikamente der Allopathie sind die präventiv schützenden oder immunstärkenden Wirkweisen von Heilpflanzen und weiteren Gewächsen mit einem Reichtum an ihren so genannten sekundären Phytostoffen zu erklären und zu beurteilen.

Selbst wissenschaftliche Veröffentlichungen verwenden den Begriff Myriaden, wenn sie auf den unermesslich großen Umfang an biologisch im menschlichen Körper aktiv wirkenden pflanzlichen Chemikalien in einer einzigen Pflanze verweisen.

Derartige Moleküle in Wurzeln, Stämmen, Samen, Früchten und Blättern starten eine kaum zu beschreibende Vielfalt an Effekten. So kann die grüne Apotheke einer einzigen Pflanze Abertausende Substanzen umfassen, die oft den Gruppen der Alkaloide, Steroide, Glykoside, Phenole, Phytosterole, Saponinen, Flavonoide, Isoflavone, Katechine, Karotinoide, Poly-Saccharide, Diterpenoide und fettigen oder öligen Stoffen wie den Polyinen zugerechnet werden – wirklich alle vereint in einem einzigen Gewächs. Ihre Wirkungen werden grob in anti-entzündlich, anti-mikrobisch, anti-arthritisch, anti-diabetisch, anti-allergisch, anti-osteoporotisch, anti-oxidantisch und anti-toxisch eingeteilt. Diese Breitband-Reaktionen durch natürliche Effekte zeigen gemeinschaftlich ihren größten Nutzen bei allen führenden Todesursachen.

Darüber hinaus ist jede dieser Eigenschaften auch speziell anti-kanzerogen in der menschlichen Zelle.

Diese Gewebebestandteile sind die kleinsten, strukturell abgegrenzten, sich selbst erhaltenden, eigenständigen Systeme – das gilt für jede Zelle in einer Pflanze ebenso wie bei uns Menschen. Durch die Aufnahme und Verstoffwechselung von Nahrung können sie Energie produzieren. Ihre herausragendste Eigenschaft ist die Fähigkeit, sich zu teilen und so eine weitere Zelle zu bilden. Das neue Gebilde startet mit den identischen Informationen.

Immer wieder können dabei unnormale Zellfunktionen außerhalb der vorgesehenen Zellregulation auftreten. Für diesen Fall haben in allen Pflanzen zahllose Phytostoffe die hauptsächliche Mission, zur Unterbindung solcher Zellentwicklungen in eine unerwünschte Richtung beizutragen oder eine Teilung einer solchen beschädigten Zelle und damit ihre Fortpflanzung zu stoppen.

Sie verhindern, hemmen oder verlangsamen auf diese Weise eine Krebserkrankung oder kehren sie um.

Zu Grunde liegen immer sehr komplizierte Prozesse. Sie sind prinzipiell in einer Pflanze nicht anders als im menschlichen Gewebe.

Ein weiteres Beispiel dafür, wie kompliziert diese Vorgänge sind: So genannte Wachstumsfaktoren zünden den Teilungsprozess innerhalb einer Zelle. Das ist gewünscht und ganz normal, so lange die Erneuerung innerhalb von Rahmenbedingungen erfolgt. Die Vermehrungsimpulse können jedoch aus vielen Gründen überhand nehmen. Jede Übertreibung verstärkt Bedingungen, die eine Krebsentstehung wahrscheinlicher werden lassen. Dann wird womöglich auch die Teilung beschädigter Zellen gefördert, die generell eigentlich zum Absterben gebracht werden sollten. Bestimmte Phytochemikalien verhindern deshalb in der Pflanze Wachstumsübertreibungen, die am Ende gefährlich wären.

Dieses Ziel wird auch von unserem Immunsystem angestrebt, und zwar durch Anleihen aus der grünen Apotheke des Königreichs der Pflanzen, und das gleich in mehreren Ebenen:

- durch eine Reduzierung der Menge an zügellosen Wachstumsfaktoren im Körper; zu ihren aktivsten Vertretern zählt beispielsweise bei den Millionen Menschen mit Diabetes oder Prädiabetes das Hormon Insulin aus der Bauchspeicheldrüse;
- durch die Besetzung der Rezeptoren für solche Wachstumsfaktoren außen an einer Zelle mit kaum wirksamen Pflanzenmolekülen; dadurch wird an diesen Stellen jeder tatsächliche Vermehrungsimpuls ferngehalten, abgeblockt. Das ist besonders hilfreich an beschädigten Zellen und vor allem an solchen, die sich bereits über mehrere Generationen unkontrolliert entwickeln;
- durch eine Art Notbremsung innerhalb einer Zelle, mit einer Blockade jener Signale, mit denen Wachstumsfaktoren Teilungsprozesse anschieben.

Solche im menschlichen Körper möglichen Antikrebseffekte durch pflanzliche Substanzen gehen in die Hunderte. Wir sind gut beraten, möglichst viele zu kennen, sie nicht anzuzweifeln und zu fördern.

Denn es besteht ein schicksalhafter Unterschied zwischen den beiden Megabedrohungen kardiovaskuläre Erkrankung und Krebs: Bei Herzproblemen kann der Chirurg in letzter Minute oft noch das Schlimmste abwenden - ähnlich einem Installateur durch Reparaturmaßnahmen an Rohren, an Ventilen oder an der Pumpe. Solch ausgefeilte Technologien stehen in der Tumortherapie nicht zur Verfügung.

Also müssen der Schutz und die Heilung von innen gelingen!

Dutzende Pflanzen mit besonderen Antikrebspotentialen

Neue Gewebekleinstteile, die Zellen, entwickeln sich normalerweise unter strengen und aufeinander abgestimmten Prozessen der vorgesehenen Regulierung. Das muss jede einzelne Zelle selbst meistern. Kein Gehirn könnte den gesamten menschlichen Organismus überwachen. Er besteht aus siebzigtausend bis hunderttausend Milliarden oder 70 bis 100 Billionen solcher Zellen - das sind Zahlen mit zwölf Nullen.

Am wichtigste sind für jede einzelne Zelle die in der Desoxyribonukleinsäure, abgekürzt DNA, gespeicherten Erbbestandteile. In einem ersten Schritt werden diese Informationen für eine beabsichtigte Fortpflanzung mittels Teilung kopiert. Sie bilden das logische Programm für die neu entstehende Zelle.

Krebs startet stets als ein Schadensfall in der DNA einer einzigen Zelle. Das ist nur möglich, wenn die in dieser Säure enthaltenen Farbkörper, Chromosomen genannt, durch störende Einwirkungen instabil, beschädigt oder durch Befehle oder Kennzeichnungen auf irgendeine Weise verändert werden. Denn dadurch wird die Grundprägung auf ein anderes Ziel gepolt.

Eine abweichende Programmierung würde diese eine Zelle und alle aus ihr künftig entstehenden befähigen, die Aufpasserfunktionen innerhalb dieser Zellgruppe zu täuschen. Diese Voraussetzung müsste gegeben sein, damit ein Basiskleinstbestandteil mit einem egoistischen Verhalten überleben kann.

Krebszellen unterscheiden sich von den übrigen Körperzellen immer durch zwei in der Kombination besonders bedrohliche Eigenschaften: Sie vermehren sich ungehemmt. Sie haben den Automatismus zu ihrer Selbsttötung außer Kraft gesetzt, sobald sie zum Problem für den Organismus werden. Das normalerweise vorgesehene Umbringen oder Beseitigen durch Apoptose ist ein Selbstmord, den bestimmte Verteidigungsenzyme einleiten - aber Krebszellen hemmen deren Aktivität und entziehen sich so elitär einem Absterbeprogramm.

Darüber hinaus entwickeln einige Krebsarten besonders wirksame Fähigkeiten. Zum Beispiel tarnen sie ihre Oberfläche und werden von Abwehreiweißen nicht als jene aggressiven, unkontrollierten oder falsch funktionierenden Zellen erkannt, die sie in Wahrheit sind. Andere sondern spezielle Hormone ab, die ihre egoistischen Ziele unterstützen, beispielsweise solche Botenstoffe, die Enzym-Aktivitäten verfremden.

Alle diese unerwünschten Eigenschaften einer Krebszelle könnten durch ausgewählte pflanzliche oder mineralische Substanzen, zum richtigen Zeitpunkt verabreicht, eingedämmt werden.

Die traditionelle Reaktion der Medizin auf ein solches außer Kontrolle geratenes Geschehen ist nach seiner Entdeckung der Ansatz, Krebszellen mit Chemotherapie, Strahlenbehandlung oder Immuntherapie zu töten, wobei auch gesunde Zellen zerstört werden können.

Der Einsatz stark wirkender chemischer Substanzen oder radioaktiver Strahlung hat auch einen riskanten Nebeneffekt. Das behandelte Gewebe geht eine Mutation ein, die es im weiten Sinne gegen künftige Therapien immun macht. Es wird unbehandelbar, sollte der Krebs dorthin zurückkehren.

Wenn ein Tumor mit chirurgischen Methoden bekämpft wird, besteht andrerseits die Gefahr, dass durch die Zerstörung oder Öffnung intakter Gewebestrukturen die Verschleppung von Geschwulstkeimen in andere Organe ermöglicht oder erleichtert wird.

Seit etwa zwei Jahrzehnten werden begleitend zu diesen Krebstherapien oder selten stattdessen ausgewählte Dutzende pflanzliche Substanzen eingesetzt, die in wissenschaftlichen Studien Antikrebseffekte bewiesen haben.

Jede ihrer einzelnen anti-kanzerogenen Eigenschaften hat grundsätzlich das Potential, zur Abwehr einer drohenden Krebserkrankung beizutragen.

Solche Krebsrisiken drohen jedem menschlichen Organismus im Laufe der Jahre immer stärker. Durch pflanzliche Moleküle sind - vom gezielten Schutz der Erbbestandteile abgesehen - präventiv weitere intelligente Effekte zu erzielen, die von vorneherein jede mögliche Bedrohung der Zellgesundheit weniger wahrscheinlich machen.

Hier einige der vielversprechendsten:

• Regulierung des Bauchspeicheldrüsenhormons Insulin, eines potent gefährlichen Wachstumsfaktors;

• günstige Beeinflussung weiterer Wachstums-Faktoren;
• Umwandlung bestimmter Hormoneffekte, etwa im weiblichen Körper nach der Menopause, in eine sehr viel günstigere Richtung;
• Blockade von Signalwegen innerhalb von Krebsgeweben, was mit Wachstumshemmung gleichzusetzen ist.

Gesetzlich zugelassene Mega-Bedrohungen

Heilwirksame Pflanzen mit Anti-Krebspotential sind in der Regel essbar und an vielen Orten in der Welt Bestandteil der üblichen Nahrung. Auch bei uns, wie etwa die Beispiele Brokkoli, Knoblauch, Tomate, Karotte, Grüner Tee oder die Bienenstocksubstanz Propolis belegen.

Blicken wir kurz etwas genauer hin.

Die große Pflanzenfamilie der Brassicaceae zum Beispiel, auch als Kreuzblütler oder Kruziferen bezeichnet, ist im Mittelmeerraum, in den milden Teilen Asiens, in Nordamerika, Südamerika und Australien heimisch und schenkt uns etwa 50 sehr geschätzte Gemüsearten: Die beliebtesten sind alle Kohlsorten, darunter Blumenkohl und Rosenkohl, österreichisch: Kohlsprossen, sowie Gewürzpflanzen, deren Samen wir sehr schätzen, wie die des hohen Senfkrautes. Sie alle enthalten eine Reihe von Nährstoffen mit hohem Antikrebspotential.

Der vielleicht spannendste ist eine organische chemische Verbindung mit Verwandtschaft zu den Methanolen, DIM abgekürzt (3,3'-diindolylmethane). Auf sieben Pfaden attackiert sie auffällige Eiweißmoleküle. Beispielsweise schleust DIM eine Art Selbstmordtrojaner in Zellen ein, die in einer Krebszelle wegen ihrer höheren Teilungsaktivität besonders nachhaltig wirken. Darüber hinaus blockt DIM Entzündungsprozesse und verhindert, dass Tumorgewebe seinen erhöhten Versorgungsbedarf durch neue eigene Gewebe sicherstellt.

DIM ist nicht die einzige Antikrebswaffe, die in den Brassicaceaepflanzen steckt und Kohl, Brokkoli & Co vor eineinhalb Jahrzehnten plötzlich zu Wunderwaffen an der Krebsfront werden ließ.

Sulfurophan ist ein weiterer sekundärer Pflanzenstoff und prägender Bestandteil von Senföl, kommt aber auch in den weniger würzigen Arten von Kohl und Brokkoli vor. Und auch ihr Mineralstoff Selen ist einerseits eines der stärksten Antikrebsmittel der Natur, andererseits eine jener Substanzen, die in der Nahrung der allermeisten nicht ausreichend vertreten sind.

Zitrusfrüchte enthalten hauptsächlich in den Schalen Abwehrstoffe mit Antikrebswirkungen, und zwar Limonoide. In Zellkulturen verhindern sie die Wucherung von Krebszellen.

Glucosinolate wurden von vielen Pflanzen in der Urzeit gegen Tierfraß entwickelt, und Brassicaceae sind eine Pflanzenfamilie, die auch sie reichlich besitzt. Es sind schwefelhaltige Zuckermoleküle, die erst durch das Aufbrechen oder Kauen bestimmte Enzyme und weitere Abbauprodukte wie Isothiocyanate freisetzen. Sie alle haben direkte oder indirekte krebshemmende Wirkungen.

Lignane sind feste Bestandteile der Pflanzenstruktur, die durch gesundheitsfördernde Verdauungsbakterien in Enterolactone verwandelt werden - in dieser Form können die hilfreichsten Lignansubstanzen im Blut zirkulieren und ihre krebsschützenden Effekte einbringen, die im Labor konkret an Zellen der Brust, der Prostata und des Darms nachgewiesen wurden.

Allerdings haben die ursprünglichen, unbehandelten Lebensmittel auf unserem Teller zunehmend Konkurrenz in der Gestalt Abertausender prozessierter Essprodukte.

Ein Fernsehbericht des Senders ARD-alpha am 8. August 2014 war geeignet, Zuschauern den Appetit auf die leckerste Brotkruste zu verderben.

Keiner Branche wurde der Einsatz derart unzählig vieler Hilfsstoffe bewilligt wie der Backwarenindustrie! Dieser Gewerbezweig darf beispielsweise zur Erleichterung und Beschleunigung der Herstellung und zur Haltbarmachung ihrer Erzeugnisse unzählige Chemikalien, Füllstoffe und andere Verbindungen mit speziellen Eigenschaften einsetzen, die für die Produktion günstig sind.

Offiziell ist von mehr als 200 vor allem auf der Basis von Pilzen erzeugten Enzymen und weiteren etwa 200 technischen Hilfsstoffen die Rede. Besonders kritische Konsumentenschützer sprechen von mehr als 1.000 solcher Fremdsubstanzen, alle legal bei der Herstellung von Backwaren zugelassen. Einige Produktionsstoffe beschleunigen das Reifen des Teiges, andere vergrößern seine Luftblasen und damit das Volumen, wieder andere verleihen ihm Reißfestigkeit und Widerstandskraft gegen Hitze, spezielle chemische Stoffe verhüten Schimmel, weitere verhindern das Anhaften an Metall, wieder andere verleihen der Kruste bestimmte Eigenschaften und so fort und so fort. Die Gesamtwirkung der Hilfsstoffe ist beeindruckend.

Für die Öffentlichkeit gibt es keine verfügbaren Informationen darüber, was die zugesetzten Moleküle im Einzelnen genau biochemisch bewirken. Noch weniger wissen wir über ihre Interaktionen untereinander. Lebensmittelchemiker räumen ein: Es ist fast nicht möglich, die Verbindungen aus Mehl und Substanzen auf zellularer Ebene derart zu trennen, dass sie genauer untersucht werden könnten. Ganz ungeniert fällt der Begriff gentechnisch verändert.

Der Fernsehbericht zeigte einen Teigstrang im Dehntest, denn sein Reißen im falschen Augenblick würde eine automatische Backanlage stilllegen. Und das ist der Punkt: Das altehrwürdige Bäckereihandwerk wurde von einer beispiellos erfolgreichen Produktionslogistik praktisch ausgerottet.

Welcher Konsument vermutet schon, dass sein Frühstücksbrötchen von heute Morgen vielleicht als Teigling vor neun Monaten in Polen geboren und bei 35 Grad minus tiefgefroren gelagert wurde? Das verwendete Mehl hätte mit einem vor 100 Jahren vom Müller hergestellten Nahrungsmittel nicht mehr die geringste Ähnlichkeit! Vor der Kamera wurde ein acht Wochen alter Brotlaib aus seiner luftdichten Verpackung geholt und aufgeschnitten – von der Anmutung her frischer als eines vom selben Tag! Keine dieser Beeinflussungen, keine dafür notwendige Chemikalie muss auf den Etiketten angeführt werden. Es wird vorausgesetzt, dass die Stoffe im Endprodukt nicht mehr nachweisbar sind!

Kritiker nennen das Verschleierung. Und machen den Konsumenten mitverantwortlich, dessen Wunsch nach einer Auswahl aus 80 morgenfrischen Backprodukten im Shop an jeder Ecke zu unglaublich günstigen Preisen eben nur durch Rationalisierung und Technisierung aller Produktionsschritte erfüllt werden kann.

Die Fleischindustrie sucht mit Röntgenprüfsystemen nach Fremdkörpern und verpackt ihre Produkte in einer Schutzatmosphäre mit Gasgemisch. Kritische Fernsehberichte über Missstände in Massentierhaltung oder bezüglich Chemikalien und Antibiotika in den vermeintlich so sauberen Fisch-Aquakulturen für Lachs und andere Meeresbewohner schlagen einem auf den Magen. Die Zuchtbestände von Tilapia, dem Bibelfisch aus dem See Genezareth, und Lachs übertreffen inzwischen das natürliche Vorkommen.

Im August 2014 prangerte der Verein Food Watch in Deutschland wieder Täuschung und Irreführung der Verbraucher beim Kauf von Lebensmitteln an. Einige Vorwürfe: Dioxinbelastungen der Futterstoffe, exzessiver Einsatz von Antibiotika und bedenkliche Zusatzstoffe.

Nicht nur das.

Bereits vor mehr als zehn Jahren, bei der 67. Generalversammlung der WHO in Genf im Mai 2014, diskutierten die mehr als 3.000 Delegierten aus 194 Mitgliedstaaten vehement über die Frage, ob ein bestimmtes Nahrungssegment mit Warnaufklebern versehen werden muss, weil „… Junk Food heute der öffentlichen Gesundheit mehr Schaden zufügt als Tabak."

Zunehmend wächst Misstrauen. Viele Ernährungsexperten haben enge finanzielle Verflechtungen mit der Branche, deren Erzeugnisse sie bewerten. Staatliche Institute tarnen sich mit wissenschaftlich anmutenden Bezeichnungen und sind nicht frei vom Blick auf Interessen der Landwirtschaft, der Nahrungsmittelindustrie, der Pharmariesen, des Gesundheitswesens und des Arbeitsmarktes.

Widersprüchliche Einschätzungen lösen kaum Schlagzeilen aus, nicht einmal, wenn es um Krebs geht.

In der britischen Wissenschaftszeitschrift „The Lancet" stufte die Internationale Agentur für Krebsforschung, IARC, der Weltgesundheitsorganisation WHO am 20. März 2015 Glyphosat auf Basis der ihnen zur Verfügung stehenden Studien als „Kanzerogen Gruppe 2A", also wahrscheinlich krebserzeugend für den Menschen ein. Glyphosat ist das weltweit am häufigsten eingesetzte Unkrautvernichtungsmittel. Allein in Deutschland sind diese Wirkstoffe in 92 Produkten enthalten. Ein endgültiges Ende der Zulassung von Glyphosat in der Europäischen Union konnte bis heute nicht durchgesetzt werden.

Die Mehrzahl der Medien bietet sich nicht als neutrale Plattformen für Thesen an, wonach der Anstieg von Diabetes, Herzerkrankungen und Krebs in hohem Maße auf zur Unkenntlichkeit veränderte Inhaltsstoffe der Lebensmittel oder auf ihre Anreicherung mit Schadstoffen zurückzuführen sind.

Seriös wirkende Laborchemiker blicken mit vertrauenserweckender Miene in die TV-Kameras und sagen: „Die Zeit bleibt nicht stehen."

Auch die Krebszahlen nicht.

Möglicherweise wirken derartige erlaubte Chemikalien und Methoden einzeln und erst recht im Zusammenspiel ziemlich störend auf die oben genannten, sehr gewünschten Eigenschaften der für uns wertvollen Phytostoffe ein.

Hochprozessierte Nahrung, hochproblematische Belastung

Wer zur Stärkung der Krankheitsabwehr entschlossen ist, wird sich früher oder später auch mit Überlegungen befassen, dem Körper möglichst viele chronische Belastungen zu ersparen, um die Gesamtbilanz noch rechtzeitig zu verbessern.

Auch große Mengen bestimmter schmackhafter, vorgefertigter Nahrungsmittel müssen in diesem Zusammenhang genannt werden. Sie bestehen aus essbaren Substanzen, die am stärksten industriell verändert werden. Der brasilianische Ernährungswissenschaftler Dr. Carlos A. Monteira hat dafür vor zwei Jahrzehnten den Begriff ultraprozessiert kreiert.

Beim internationalen Kongress zu Übergewicht und bei der Jahreskonferenz der amerikanischen Gesellschaft für Ernährung, American Society for Nutrition, im Juli 2024 waren ultraprozessierte Nahrungsmittel das wichtigste Thema. Für das National Cancer Institute kommentierte die Wissenschaftlerin Dr. Erikka Loftfield: „Wir haben festgestellt, dass stark verarbeitetes Fleisch und alkoholfreie Getränke zu den Untergruppen der hochprozessierten Nahrung gehören, die am stärksten mit dem Sterberisiko verbunden sind, und eine Ernährung mit weniger dieser Lebensmittel wird bereits zur Krankheitsvorbeugung und Gesundheitsförderung empfohlen."

Lobbyisten der Nahrungsindustrie schafften es bis heute, bei uns die Bezeichnungen ultraprozessiert, hochprozessiert und stark verarbeitet aus der öffentlichen Diskussion weitestgehend herauszuhalten. Ebenso die negativen Effekte dieser essbaren Produkte auf die menschliche Gesundheit.

Obwohl es keine allgemein anerkannte Definition gibt, kann eine Nahrungsverarbeitung als jede absichtliche Veränderung zwischen dem Ursprungsort und dem Bestimmungsort bezeichnet werden. Der modernen Nahrungsindustrie ist alles erlaubt in Bezug auf Konservierung, Sicherheit, Qualität, Verfügbarkeit, Bequemlichkeit, Innovation, Geschmack, Gesundheit, Wellness und Nachhaltigkeit, und das geschieht in zahlreichen Vorgängen wie Waschen, Zerkleinern, Mischen, Kühlen, Lagern, Erhitzen, Einfrieren, Filtern, Fermentieren, Extrahieren, Extrudieren, Zentrifugieren, Braten, Trocknen, Hydrieren, Konzentrieren, Unterdrucksetzen, Bestrahlen, Mikrowellen und Verpacken. Die Verbraucherinnen und Verbraucher sind mit den meisten dieser Technologien und Verfahren nicht vertraut und sind natürlich zunehmend verwirrt.

Es sind komplex verarbeitete Nahrungsmittel mit Chemikalien, die in einer Küche nie vorkommen. Sie unterscheiden sich völlig von einfacheren Verarbeitungsmethoden wie Reinigen, Einsalzen von Fleisch oder Konservieren von Obst oder Gemüse in Dosen.

Ihre Inhaltsstoffe sind bis zur Unkenntlichkeit verändert. Sehr geschmacksvolle Machwerke, konzipiert von Nahrungsingenieuren aus denaturierten, raffinierten, billigsten Bestandteilen, darunter industriell in Massen hergestelltes Pflanzenöl, Mehl, Molkepulver und Zuckerarten, die mit Emulgatoren und anderen chemischen Hilfsmittel in etwas Schmackhaftes verwandelt werden. Jedes natürliche Element fehlt im Endprodukt. Sie enthalten fünf oder mehr Inhaltsstoffe, die meisten mit unaussprechlichen Namen. Sie sind vorgefertigt und bequem, hochprofitabel, stark mit Geschmacksstoffen gepusht, erschwinglich und werden aggressiv vermarktet.

Vermutlich ist es ihre von der Nahrungsindustrie festgelegte Rolle, im Übermaß verzehrt zu werden.

Eine grundsätzlich falsche Ernährungsweise wie die häufige Entscheidung für hochprozessierte Nahrungsmittel hat verheerende Auswirkungen auf das jeweilige Immunsystem. Sie haben einen höheren glykämischen Index, steigern den Blutzuckerspiegel und wurden 2019 von Epidemiologen an der Universität Paris mit einer deutlichen Warnung vor Diabetes in Verbindung gebracht. Neben dem Inhaltsstoff Zucker weit vorne auch dort, wo es niemand vermutet, in Feigensenf beispielsweise, sind Substanzen mit bestimmten Effekten verräterisch: Maltodextrin, Maltose, hydrogeniert, umgeesterte Öle, Farbstoffe, Emulgatoren, Geschmacksverstärker, Süßungsmittel, Verdikkungsmittel, Aufschäumungsmittel, Anti-Schaumsubstanzen, Geliermittel, Glanzmittel.

Viele Verbraucher nehmen bereits einen beträchtlichen Teil ihrer verzehrten Kalorien in ultraveränderter Nahrung zu sich.

Mit hochprozessierten Nahrungsmitteln sind Risikofaktoren für zahlreiche schwere Erkrankungen wie das Metabolische Syndrom – Diabetes, Übergewicht, Bluthochdruck, Herzleiden - verbunden. Treibender Faktor sind Entzündungen, die nach dem Erscheinen von chemisch wirkenden Substanzen im Darm entstehen, sich gegen Schadstoffe richten und sich kontinuierlich verstärken. Schleimhäute werden von Entzündungsprozessen unmittelbar angegriffen. Die Darmwände werden löchrig und permanent durchlässig. Fremdstoffe, Gifte und Krankheitserreger schlüpfen durch. Das löst Abwehrreaktionen des Immunsystems aus.

Auf den Punkt gebracht: Hochprozessierte Nahrung verändert die Darmflora schwer nachteilig für unsere Gesundheit.

2018 wurde durch eine Reihe von Studienergebnissen verstärkt darauf hingewiesen, dass Darmentzündungen hinter der weltweit alarmierenden Zunahme an neuen Formen von schwerer Depression stehen. Mindestens 4,4 Prozent der gesamten Weltbevölkerung sind aktuell davon betroffen. Depression und Diabetes treten häufig gemeinsam auf, oft mit Übergewicht verbunden. Bei uns wird hochgerechnet, dass jeder Achte im Laufe seines Lebens an Depression behandelt werden muss.

Der Verdauungsbereich ist ein wichtiger Impulsgeber für das Gehirn. Anders als unsere grauen und weißen Zellen sind die Darmschleimhäute bestens darauf vorbereitet, auf Eindringlinge und Krankheitserreger der Außenwelt zu treffen. Der Darm entscheidet, dass nur willkommene Nährstoffe, Wasser und Fettsäure durch die Darmwände den Blutstrom erreichen.

Fachleute bekennen jedoch, dass sie noch nicht wissen, auf welche Weise hochprozessierte Nahrung durch die Verarbeitungsweise zusätzlich zu ihren problematischen Inhaltsstoffen belastet, dick und krank macht. Vielleicht ist es das reduzierte Kauen, denn dieses Essen wird rascher konsumiert und lässt dem Verdauungssystem weniger Zeit für Vorbereitungen.

Aus den Angaben von 4.783 Erwachsenen und 4.636 Kindern in Großbritannien wurde im August 2019 ermittelt, wie sich deren tägliche durchschnittlich 1.764 Kalorien zusammenstellten: Nur 30,1 Prozent kommen aus nicht oder kaum veränderten Nahrungsmitteln. Die weiteren Angaben: 4,2 Prozent Gewürze, Kräuter und andere Beigaben, 8,8 Prozent prozessiertes Essen und 56,8 Prozent hochprozessierte Nahrung.

Die Situation in den USA.ist stärker erforscht als bei uns. Etwa 80 Prozent der konsumierten Kalorien stammen aus Fertigessen und Getränken aus dem Supermarkt, die überwiegend hochprozessiert und generell ungesund sind, laut einer Studie der „Northwestern Medicine“ vom 26. Juli 2019. Ihre Wissenschaftler analysierten 230.156 Produkte aus dem Supermarkt. 71 Prozent waren ultraprozessiert, darunter Brot, Salatdressing, Zwischengerichte, Getränke mit Geschmack und Süßigkeiten. Im Sortiment der 25 Branchengrößten sind sogar 86 Prozent der Waren in höchstem Maße denaturiert, also nicht annähernd noch in ihrer ursprünglichen Form.

Auf der deutschen Plattform „NetDoktor", einem von Medizinern, Biologen und Fachjournalisten seit mehr als 20 Jahren betriebenen Informationsmedium, erschien am 25. Juli 2019 unter der Überschrift „Krebs aus der Tüte" die Auswertung von Wissenschaftlern der Pariser Universität Sorbonne in Bezug auf ein mögliches Krebsrisiko durch Tütensuppen und andere Fertiggerichte. Französische Forscher errechneten, dass mit je zehn Prozent Anteil hochverarbeiteter Lebensmittel in der Ernährung das Risiko einzelner Krebserkrankungen um zwölf Prozent steigt, für den besonders häufigen Brustkrebs speziell um elf Prozent. Immer ist die Krankheitsabwehr überfordert.

Am risikoreichsten sind demzufolge: Softdrinks, Burger, Wurst, Fertigpizzen, Tiefkühlmahlzeiten, Tiefkühlpommes und Puddings, Gebäck, Knabberzeug und zuckerhaltige Frühstücksflocken. Zahlreiche Substanzen wie Geschmacksverstärker, Farbstoffe oder Emulgatoren sind zugesetzt.

Insgesamt müssen sensible Menschen bereits bei 16 Prozent der Supermarktnahrungsmittel auf eine allergische Reaktion des Immunsystems gefasst sein.

Die meisten Menschen haben keine Ahnung, was dieser Kategorie ultraprozessiert hinzugerechnet werden muss. Fünf negative Beispiele: Hummus mit toxischen Eigenschaften in Bezug auf weiße Blutkörperchen; Pesto mit mehr als 3,3 Gramm Salz je 100 Gramm; dunkle Schokolade mit künstlichen Geschmacksstoffen; ebenso keineswegs gesunde Frühstückszerealien mit hoher Last an Zucker oder Milchprodukte mit Farbstoffen, Süßstoffen oder dem umstrittenen Verdickungsmittel E407 Carrageen.

Es ist der Müslimix am Morgen, die Mandelmilch im Kaffee, das süße Joghurt abends.

In den U.S.A. und Großbritannien sind bereits mehr als die Hälfte der verzehrten Kalorien hochprozessiert, und andere Nationen holen auf.

Sobald diese Nahrung in großen Mengen – und es fällt schwer, das zu vermeiden – verzehrt wird, steigen die Raten von Depression, Asthma, Herzleiden und Darmproblemen.

Aufgrund des breiten Spektrums an Lebensmitteln in der Kategorie der ultraverarbeiteten Lebensmittel ist es jedoch schwierig festzustellen, welche spezifischen Lebensmittel für welche ernährungsbedingten Folgen verantwortlich sind und warum.

Die Mehrzahl der in Supermärkten angebotenen Brotlaibe müsste als hochprozessiert gemieden werden, unabhängig davon, ob sie mit Multisamen punkten, knusprig braun oder mit Uralt-Körnermischungen verziert sind.

Bluttests zeigten, dass durch hochprozessierte Nahrung Spiegel bestimmter Hormone steigen. Das im Juli 2019 in "Cell Metabolism" veröffentlichte Resultat führte zu dem Schluss: Durch die raffinierte Präsentation, die Darreichungsform und den verstärkten Geschmack verführt hochprozessierte Nahrung dazu, mehr zu essen.

Hochprozessierte Nahrung mit konzentrierter Energie in Gestalt von Kohlenhydraten und Fett sowie mit sehr rascher Absorption im Verdauungstrakt auf Grund von hoher glykämischer Last wird inzwischen von der Wissenschaft offiziell als süchtig machend eingestuft (Quelle: „Which foods may be addictive? The roles of processing, fat content, and glycemic load." Erica M. Schulte et al. Department of Psychology, University of Michigan. PLOS One, 18. Februar 2015).

Mahlzeiten mit hohem Kohlenhydrateanteil aus Auszugsmehl ohne Vitamine und Ballaststoffe und aus Zucker stimulieren Gehirnregionen, die Belohnung durch Heißhunger fördern. Dabei wird im Gehirn der Neurotransmitter Dopamin freigesetzt, der anspornt und motiviert. Selbstkontrolle wird reduziert. Industriefructose, wird mit Insulinresistenz, hohen Blutfettspiegeln und Entzündung von Lebergewebe in Verbindung gebracht.

Konkret wurde das Journal der American Medical Association, der größten Standesvertretung der Ärzte und Medizinstudenten in den Vereinigten Staaten mit Sitz in Chicago, „JAMA Internal Medicine", das am 11. Februar 2018 an Hand der Daten von 44.551 erwachsenen Männern und Frauen grundsätzlich eine höhere Sterblichkeit in Verbindung mit hochprozessierten essbaren Produkten meldete.

Hochprozessierte Produkte bestehen fast immer aus leeren Kalorien dar, ohne wertvolle Mikronährstoffe, dafür mit zu viel Zucker, Fetten und Salz.

Dadurch werden besonders Kinder gefährdet, wie eine europäische Kontrollkommission, European Commission's Joint Research Centre, nach der Analyse von 2.691 im Handel angebotenen hochprozessierten Produkten am 31. Oktober 2019 entschied: Zwischen der Hälfte bis zwei Drittel der Frühstücksflocken, Fertiggerichte, küchenfertiger Fleischgerichte, küchenfertiger Angebote von Meeresfrüchten und Joghurts mit Geschmack sind zu ungesund, um an Kinder vermarktet zu werden. Die Hauptmängel: zu viel Zucker, zu viel Salz, zu wenig Ballaststoffe, zu viele gesättigte Fettsäuren.

Fakt ist: Wer sich in hohem Maße von ultraprozessierten Produkten ernährt, kann unmöglich irgendeine Ernährungsempfehlung erfüllen.

Selbst ein hoher Lebensstandard und Fertignahrung sind kein Widerspruch. Auch wer sich beste Lebensmittel leisten kann, ernährt sich in hohem Maße von hochprozessierten essbaren Waren. In Frankreich stammen aus solchen Quellen 29 Prozent der Kalorien, in Australien 42 Prozent und in den USA fast 58 Prozent.

Auf der Basis dieser Erkenntnisse belegen Hunderte Studien, dass die westliche Ernährung ein essentieller Risikofaktor für zahlreiche chronische Volkskrankheiten wie Diabetes, Übergewicht und Herz-Kreislauferkrankungen und in weiterer Folge für Krebsleiden ist. Immer stellt sie eine Belastung für das Immunsystem dar, die vielleicht zu verringern wäre.

Quelle: „Ultra-processed food intake and risk of cardiovascular disease: prospective cohort study (NutriNet-Santé)". BMJ 29. Mai 2019.

70.000 bis 100.000 Phytostoffe

Grundsätzlich gilt: Mit klug gewählten natürlichen pflanzlichen oder mineralischen Substanzen werden nach Verzehr im menschlichen Körper gewünschte Wirkungen erzielt. Unsere Vorfahren erkannten das mit Hochachtung vor der Urnatur, aber ohne Wissen und Verständnis. Wissenschaftler erscheinen solche Erkenntnisse inzwischen als durchaus plausibel, weil sie auf der Basis Hunderttausender Studien und Beobachtungsanwendungen logische Zusammenhänge erkennen.

Vieles kann auf Grund einfacher Überlegungen auch dem Laien einleuchten.

Pflanzen können vor Bedrohungen nicht flüchten. Gegen jede mögliche Gefährdung ihrer Existenz und ihrer Fortpflanzung entwickeln sie in ihren Wurzeln, Blättern und Früchten hochwirksame Phytochemikalien.

Geschätzt werden etwa 70.000 bis 100.000 sekundäre Pflanzenstoffe mit speziellen Effekten, die über das reine Wachstum der Pflanzen hinausgehen. Etwa ein Zehntel dieser Inhaltsstoffe, sicherlich wenigstens rund 7.000 Substanzen, könnte einst auch in unserer Urnahrung von Bedeutung gewesen sein, viele schon gezielt zur Erhaltung der Gesundheit. Allein in Nordamerika verwendeten Naturheiler etwa 2.500 der rund 20.000 heimischen Pflanzen medizinisch.

Einige Gefahren für eine Pflanze sind naheliegender als andere, etwa Bakterien auf ihren feuchten Blättern. Aber manche, oft größere Risiken wuchern direkt in ihren Geweben, kaum vorstellbar.

Besonders gefährdet sind auch in jeder Pflanze ihre Erbbestandteile. Der dramatischste Pflanzenschaden ist stets jener, der zu unnormalen Zellfunktionen außerhalb der vorgesehenen Regulation führt - in einer jungen Maispflanze etwa, während sie in einer einzigen Nacht um 25 Millimeter wächst.

Fast alle Gewächse, Bäume, Früchte und Gemüse entwickeln deshalb immense zellschützende pflanzliche Substanzen. Wir bezeichnen sie als anti-kanzerogen.

Für einige Dutzend ihrer Wirkstoffgruppen zur Krebsvermeidung und Krebsabwehr interessieren wir uns besonders. Ihre Moleküle passen an menschlichen Zellen exakt auf die Andockstellen für unsere Hormone und andere Botenstoffe. So übertragen sie ihre pflanzlichen Antikrebskräfte in unseren Körper.

Kein Augenblick ohne Krebsgefahr

• Beschädigung • Entzündung • Sauerstoff • Mutation

Krebs lässt sich durchschauen. Zahllose wissenschaftliche Studien suchen Beweise für zwei Thesen: Eine ganze Reihe von beeinflussbaren Faktoren ist mitbestimmend für die Krebshäufigkeit in einer Bevölkerung. Der jeweilige Beitrag zum Krebsrisiko kann statistisch rechnerisch ermittelt werden.

Das nährt eine große Hoffnung: Ein in seinen Grundsätzen durchschautes Geschehen lässt sich gezielt beeinflussen.

Solche Zusammenhänge sind bei vielen anderen Krankheiten nicht so erkennbar. Dennoch bildet Krebs eine zunehmende Bedrohung. Im Jahr 2022 wurden weltweit 20 Millionen neue Krebserkrankungen diagnostiziert. Für 9,7 Millionen Menschen endeten sie mit dem Tod.

Zahlen des Robert Koch Instituts, Berlin, belegten schon 2013: einer von vier Männern und eine von fünf Frauen sterben an Krebs. Mehr als elf Jahre später ist die Lage noch dramatischer.

Beim Mann konnte sich Krebs meistens in der Lunge, in der Prostata, im Darm, im Magen und in der Leber der Kontrolle des Zellwachstums entziehen. Bei der Frau sind die Brust, der Darm, die Gebärmutter, die Lunge und der Magen am stärksten gefährdet.

In dieser Statistik sind Länder mit niedrigem Pro-Kopf-Einkommen eingeschlossen, wo virale Infekte als zum Tod führende Erkrankungen noch eine bedrohliche Rolle spielen können.

Dramatischer sieht es in den hochentwickelten westlichen Industrieländern aus, wo schon jede vierte aller Sterbeurkunden auf Krebs hinweist. Es ist eine vielschichtige Herausforderung. Weltweit wenden Gesundheitssysteme allein für Krebsmedikamente mehr als 81 Milliarden Dollar aus.

Neueste Therapien können mehr als 100.000 Dollar pro Patientin oder Patient und Jahr kosten. Es sind so genannte Checkpoint-Inhibitoren. Krebszellen senden Signale aus, die das Immunsystem irritieren, so dass die Zelle lange Zeit nicht als bösartig erkannt wird. Die neuen Medikamente blockieren diese Signale und aktivieren die körpereigene Abwehr.

Vermutlich droht dennoch jeder Bevölkerung in der westlichen Welt, was Spanien 2023 erstmal erlebte: Krebs wurde zur führenden Todesursache, laut dem Nationalen Statistikinstitut. In diesem Jahr starben 115.013 Menschen an irgendeiner der etwa 100 Krebsarten und repräsentierten damit 26,55 Prozent aller Todesfälle. Ein Teil der Erklärung kann als positiv eingestuft werden: Gleichzeitig sank in Spanien die Zahl der Herztodesfälle um 5,3 Prozent.

Warum jedoch mehr Krebs?

Die Lebensdauer einer menschlichen Zelle ist in den Geweben unterschiedlich lang, aber immer begrenzt.

In jeder Sekunde werden zwischen zehn bis 50 Millionen alte, verbrauchte und geschädigte Körperzellen abgebaut und durch funktionstüchtige neue ersetzt.

Unvorstellbar – jedoch auch der deutsche Biochemiker und Stoffwechselexperte Dr. rer. nat. Johannes F. Coy akzeptiert diese Schätzung in seiner Arbeit.

Eine Blutzelle darf 120 Tage leben, eine Darmzelle höchstens fünf, oft kürzer. Täglich werden deshalb Milliarden Zellen erneuert. Basis sind die für die Neubildung exakt kopierten Informationen der Mutterzelle. Jede einzelne entstehende Zelle speichert diese Erbbestandteile mit Hilfe von etwa drei Milliarden Grundbausteinen namens Nukleotiden. Das Ergebnis wird vom Immunsystem genauestens kontrolliert. Falsche Kopien werden fast immer sofort zerstört, doch in seltenen Fällen entziehen sie sich dem verordneten Tod, und eine der gefährlichsten Krankheiten entsteht: Krebs.

Nicht jede Krebsgefahr entwickelt sich in allen Körpergeweben mit der gleichen Geschwindigkeit. Erkrankungen im Darm strecken sich über 15 bis 27 Jahre, solche der Brust über einen Zeitraum von 20 bis 31 Jahren, während der spät einsetzende Prostatakrebs wegen seiner Entstehungsgeschichte bis zu 28 Jahren von vielen Männern gar nicht mehr als tödlich erlebt wird.

Bestimmte Belastungsfaktoren sind jedem von uns vorgegeben und unveränderbar: Erbbestandteile bei Geburt, Geschlecht, Alter. Dazu kommen jene ungünstigsten sechs Begleiterscheinungen, die am häufigsten warnend zitiert und durch jeden Einzelnen zu beeinflussen sind, von Tabakkonsum, Alkoholmissbrauch, Salzverbrauch über Fettsucht, Bluthochdruck bis zum Diabetes.

Doch sie alle zusammen erklären noch nicht, warum Krebs insgesamt die zweithäufigste Todesursache ist und in den Lebensjahren eins bis 64 den Killer Nummer 1, Herzprobleme, stets übertrifft. Studien belegen weitere ganz andere Risiken.

Auch scheinbar unverdächtige Gewohnheiten wie häufiger Genuss von gesüßten Getränken oder übermäßiger Konsum von rotem Fleisch, und vor allem von industriell verarbeitetem, sind in Bezug auf einzelne Krebsarten kritisch zu sehen. Stoffwechselstörungen des Metabolischen Syndroms erhöhen signifikant das Prostatarisiko. Der Verlust der Balance bestimmter Hormone ist nach der Menopause mitverantwortlich für die Zunahme an Krebserkrankungen in besonders sensiblen Geweben des weiblichen Körpers.

Bestimmte Zusammenhänge verblüffen erst einmal nur: Im Alltag vieler Jugendlicher und Erwachsener konsumiert den drittgrößten Zeitaufwand nach Arbeit und Schlaf das Sitzen vor einem TV-Gerät, beziehungsweise das Schauen auf einen Bildschirm in der Freizeit - nach übereinstimmender Auffassung von Wissenschaftlern vor allem aus Australien, den USA und Europa ist das ein nicht zu unterschätzender Faktor für eine Erkrankung an Krebs, Demenz oder Autismus. Interpretationen solcher Zahlen führen als Kofaktoren chronische Entzündungsprozesse, Blutzuckerschwankungen, einen hohen Body-Mass-Index an, schließen aber auch Stressbelastungen wie Depression nicht aus.

Herz und Krebs, das tödliche Duo

Mit dem zunehmenden Wissen über die rätselhafte Bedrohung hält die Hoffnung der Gesellschaft in Bezug auf eine Verschonung nicht Schritt. Diese Krankheit wird inzwischen fast als schicksalhaft und unvermeidlich eingestuft, und die aktuellsten Statistiken werden kaum noch beklagt.

Für viele scheint es, als gehe tatsächlich diese Herausforderung unweigerlich verloren.

Zahlen geben ihnen Recht, auf den ersten Blick.

Noch ist der Herztod die führende Sterbeursache weltweit. Als 1933 in den USA die ersten Statistiken landesweit veröffentlicht wurden, waren kardiovaskuläre Ereignisse für 39 Prozent aller Todesopfer verantwortlich. Dieser Anteil sank schon bis 1963 auf 21 Prozent. In den letzten Jahrzehnten stagnierte die günstige Entwicklung. Im Gegenteil: Die Herztodrate unter Jüngeren scheint zu steigen.

Bei der Behandlung von Krebs sind derartige Reduzierungen noch weit entfernt.

Zwischen 200 und 2010 ist die Krebssterblichkeit in Deutschland – im Vergleich zu gleichaltrigen Personen ohne eine solche Erkrankung - bei Frauen um elf Prozent und bei Männern um 17 Prozent zurückgegangen. Am deutlichsten bei Magenkrebs, Darmkrebs, Lungenkrebs und Eierstockkrebs. Angestiegen sind bei beiden Geschlechtern bösartige Tumore der Bauchspeicheldrüse.

Etwa ein Mann oder eine Frau von fünf erkranken heute an Krebs im Laufe ihres Lebens. Jeder neunte Mann und jede zwölfte Frau sterben daran. Es betrifft einen von vier Todesfällen durch eine nicht übertragbare Erkrankung. Betrachtet man vorzeitige Todesfälle im Alter von 30 bis 69 Jahren, sind es drei von zehn. In dieser Kategorie ist Krebs in 177 von 183 Ländern unter den drei führenden Ursachen.

In Deutschland erhielten 2019 502.655 Menschen eine Krebsdiagnose, 267.730 Männer und 234.925 Frauen. Im gleichen Jahr starben daran 125.276 Männer und 104.949 Frauen.

Die Wahrscheinlichkeit einer Krebserkrankung nimmt mit dem Alter zu. In der Schweiz ist Krebs die zweithäufigste Todesursache bei Menschen zwischen 45 und 84 Jahren.

Die Staatliche Amerikanische Krebsbehörde meldete 2015 einen großen Behandlungsfortschritt, als sie mitteilen konnte: Zwei Drittel der Menschen, denen zwischen 2003 und 2010 die Diagnose Krebs gestellt worden war, lebten im Durchschnitt mindestens weitere fünf Jahre. Unter den vier meist verbreiteten betraf das vor allem Patienten mit Krebs der Prostata, zu 97 Prozent, der Brust, zu 88 Prozent, und des Dickdarms, zu 63 Prozent. Die schlechtesten Aussichten leiteten Ärzte daraus für Betroffene mit Lungenkrebs ab. Nicht einmal jeder Fünfte, nur 18 Prozent, war fünf Jahre nach Erkennen der Krankheit noch am Leben.

Während solche Zahlen als Erfolge der Früherkennung und der Therapien gefeiert werden, bleiben Kritiker skeptisch. Möglicherweise wurde nur der Diagnosezeitpunkt vorverlegt, nicht aber der Sterbezeitpunkt nach rückwärts.

Solche Zahlen ermuntern Gesundheitspolitiker dazu, in Sonntagsreden über Krebs mehr Forschung zu fordern und mehr Entschlossenheit auf Seiten der Institutionen in Aussicht zu stellen. Begleitet von größerer Selbstdisziplin bei dem einzelnen Bürger, würde auf diese Weise die Gesellschaft mehr Erfolge im Krieg gegen den Krebs erreichen, versprechen sie.

Keiner stellt die Frage: Woran würden wir dann sterben?

Herzleiden und Krebserkrankungen sind die größten Bedrohungen des Alters. Sie stehen in einem mysteriösen Zusammenhang. Wenn mehr Menschen der einen Todesursache entkommen, werden unausweichlich mehr Überlebende später Opfer der anderen. Die nächstgrößeren Gefahren sind mit deutlichem Abstand Schlaganfälle, beziehungsweise fatale Komplikationen durch die Alzheimerkrankheit.

Jede Nation erlebt ihren eigenen Gipfel an Todesfällen durch Tabakprodukte. Dank des Mythos von Männlichkeit und Freiheit mit der Zigarette im Mund waren die Vereinigten Staaten als Rauchernation der übrigen Welt fast um Jahrzehnte voraus. Ihr Gipfel an Maximum in Bezug auf Tod durch Lungenkrebs wurde 1990 erreicht. Wählt man diesen Höchststand als statistischen Ausgangspunkt, zeigt sich, dass seitdem in den USA die Krebstodeszahlen im letzten Vierteljahrhundert schon um 20 Prozent gedrückt werden konnten. Parallel dazu verringerte sich die Herztodesrate von 1990 bis 2013 um 44 Prozent.

Immer jedoch schafft der Vergleich mit den statistisch beeindruckenden Leistungen der Kardiologen ein falsches Bild. Die Bekämpfung der Fettsucht, sowie die Massenmedikation von Millionen Menschen mit Bluthochdruck und erhöhten Cholesterinwerten verschieben die wirklich fatalen Herzfolgen auf sehr viel später. Die umfassend organisierte Herzchirurgie verfügt über eine Reihe von mechanischen Lösungen für die häufigsten Probleme - verengte oder verhärtete Gefäße, geschwächte Klappen, überforderte Herzen. Diese Eingriffe sind bewundernswert lebensverlängernd, weshalb eben bis zu einem Alter von 64 Jahren laut amerikanischen Zahlen mehr Menschen an Krebs als an Herzproblemen sterben.

Dann wendet sich allerdings das Blatt für jene Millionen Menschen, denen das Schicksal eines bösartigen, unkontrollierten Zellwachstums zu Lebzeiten erspart bleibt. Am Ende macht doch ihr Herz schlapp. Über 85 ist der Tod auf Grund kardiologischer Ursachen fast vier Mal so häufig.

Die neuen Stoffwechselmedikamente Ozempic, Wegovy, Mounjaro und Zepbound werden die Herztodesrate auf lange Sicht weiter absinken lassen.

Unterm Strich jedoch, da mehr und mehr extrem geschwächte Herzen gerettet oder ersetzt werden können, wird Krebs für die Wissenschaft und die Gesellschaft die größte aller Gesundheitsherausforderungen bleiben. Deshalb muss jeder einzelne akzeptieren und darauf reagieren, dass diese Krankheit die unausweichliche Kompensation für ein weit über die Ziele der Evolution hinaus reichendes Leben ist.

Darmgewebe mit Tausenden Teilungen

Während die Zahl der Zellen in niederen Organismen gemessen oder ziemlich treffend geschätzt werden kann, gelingt das nicht für komplexe Wesen. Die für den menschlichen Körper genannte Zahl liegt in der Regel zwischen einer 10 mit zwölf und 16 Nullen. Häufig ist, konkreter, von 70.000 bis 100.000 Milliarden Zellen die Rede. Zusätzlich gehören etwa zehnmal so viele Bakterien auf fast all unseren Geweben untrennbar zu unserem Organismus.

Zellen sind die allerkleinste Lebensform. In jedem Augenblick führt jede einzelne Tausende Arbeiten aus. Einige sind so essentiell, dass alle sie gemeinsam erledigen. Für einzelne Leistungen sind Zellen mit besonderen Fähigkeiten zuständig, Endothelzellen für Innenschichten, Knochenzellen, Entgiftungszellen in der Leber, Erinnerungszellen im Gehirn. Zusätzlich werden in Zellen Substanzen gebildet, die wir dringend benötigen, Enzyme, Hormone, Antikörper, Schweiß, Speichel, Tränenflüssigkeit.

Der menschliche Organismus besteht hauptsächlich aus Körperzellen, seinen Basisbausteinen. Im Kern aller dieser Zellen stecken stets die gleichen Gene. Sie speichern in langen Ketten, den Chromosomen, den Bauplan. Insgesamt besteht in den meisten Zellen die Gesamtheit der Erbsubstanz, das Genom, nach Schätzungen aus mehr als 26.000 und weniger als 30.000 Genen. Eine Blutzelle enthält nur die halbe Anzahl.

Jede Zelle ist Mitglied eines festgelegten Verbandes. Organkollektive in unserem Körper müssen bei ihren Prozessen jede Einzelabsicht unterdrücken, zusammenarbeiten, einander unterstützen.

Zellen haben normalerweise unter Verzicht auf viele Merkmale die biologischen Fähigkeiten verloren, eigenständig zu überleben. Ihre verbliebenen Eigenschaften sind so angelegt, dass sie dem Gesamtwohl dienen.

Krebszellen ticken anders.

Damit bei einer Teilung aus einer Zelle zwei Tochterzellen mit identischer genetischer Ausstattung entstehen, muss zuvor das gesamte Genom vollständig verdoppelt werden. Durch starke Regulation soll sichergestellt werden, dass sämtliche Zellbestandteile vollständig erhalten bleiben. Die Herstellung einer Kopie der gesamten Erbinformationen durch aufeinanderfolgende Prozesse ist Aufgabe spezieller Vervielfältigungsenzyme. Deshalb werden sie Abschriftfaktoren - transcription factors - genannt. Es sind organische Verbindungen, die in der jeweiligen Zelle gebildet werden.

Die Grundhaltung einer Zelle kann sich ändern, wenn während ihrer Teilung durch die Kopierenzyme ihrem Genom falsche Vorgaben übermittelt werden.

Normalerweise befinden sich die Gene in einem Off-Zustand, sie sind ausgeschaltet. Um sie zu aktivieren, docken bestimmte Eiweiße an ihnen an. Diese sehr fähigen Moleküle aus Aminosäuren bilden auf den Genen eine Art Plattform. Auf ihr setzen sich die Vervielfältigungsenzyme fest. Zu ihren Aufgaben zählt auch, in Genen bestimmte Eigenschaften zu verstärken oder abzuschwächen.

Auf diese Weise kommt es zur Differenzierung von gleichen Genen, so dass sich aus den Zellen bei identischer Erbsubstanz etwa 200 unterschiedliche Arten mit bestimmten Aufgaben im Körper entwickeln. So entstehen Epithelgewebe, Drüsen, Muskeln, Nervenbahnen und Stammzellen für die Fortpflanzung, als Eizelle oder Samenzelle.

Instabile Gen-Basis

Die Grundgerüste der Gene sind chemisch nicht sehr stabil. Deshalb kommt es unter verschiedenen Einwirkungen gelegentlich zu Mutationen. Einzelne werden schon bei der Teilung vererbt, durch Fehler während des Kopierens. Andere bilden sich im Laufe des Lebens durch kontinuierliche Beeinflussungen, zum Beispiel Umweltfaktoren wie UV-Strahlung oder Mangelernährung mit der Qualität von Fast Food, durch chemische giftige Substanzen. Auf diese Weise wurde der Mensch an Kuhmilch gewöhnt.

Wenn Abweichungen eine einzige positive Funktion haben, dann diese: Sie könnten das wichtigste Instrument der evolutionären Anpassung gewesen sein, und sind es auch heute noch. Als Zeitzeugen präsentiert die Wissenschaft bestimmte Gene der heutigen Tibeter. Erst vor wenigen Jahrtausenden spalteten sie sich von den Han-Chinesen ab und besiedelte das durchschnittlich 4.000 Meter hoch gelegene Plateau. Ihre frühere Heimat Peking liegt nur 50 Meter über dem Meeresspiegel. Bei dem Versuch, in großer Höhe zu überleben, produziert der menschliche Organismus mehr rote Blutkörperchen - sie wiederum verursachen chronische Höhenkrankheit und reduzieren die Fruchtbarkeit. Keines dieser Probleme weisen die heutigen Höhenbewohner auf, 300 Generationen später. Unsere Fähigkeit, Kuhmilch zu verdauen, verdanken wir einem Entwicklungsschritt, der vor 7.500 Jahren eingeleitet wurde.

Die meisten solcher Prozesse werden vom Immunsystem anfangs als lebensbedrohende Angriffe erkannt und sofort bekämpft. Ohne diese Fähigkeit zum Abwehrkampf, zur Schnellreparatur und zur umfassenden Ausbesserung von Schädigungen wäre jeder Organismus von vorneherein auf verlorenem Posten.

Die Evolution schützt die Grundgerüste der Gene in jungen Jahren sehr viel stärker als später im Leben, weil dann auftretende Auffälligkeiten die Arterhalten nicht mehr gefährden.

Die bedrohlichste spontane genetische Umorientierung von Genen führt zu der Krankheit Krebs, und zwar, je jünger der Organismus ist, umso gefährlicher. Träger schwerer Mutationen sterben meistens jung, so dass ihre Tendenz zur Veränderung nicht weitergegeben werden kann. Die vermutlich häufigste genetisch bedingte Krankheit ist Alzheimer. Im höheren Alter hat die Natur wenig Veranlassung, solche Entwicklungen zu unterbinden.

Unsere Gene werden auch durch Spielarten unseres Lebensstils manipuliert - ganz einfach zum Beispiel, indem wir Organe zwingen, sich mit vitalstoffarmer Nahrung zu bescheiden. Aber der unmittelbarste Weg ist die Beeinflussung der Gene durch Transkriptionsfaktoren – und gleichzeitig der gefährlichste.

Dabei gelten besonders zwei Gruppen unserer Vervielfältigungsenzyme als jene, die eine führende Rolle spielen können, wenn eine gesunde Zelle über mehrere Stufen in eine Krebszelle verwandelt wird: KappaB und STAT3.

Beide reagieren auf die gleichen Auslöser, etwa auf Stress.

KappaB ist von großer Bedeutung für die Aktivierung der Gene unserer Immun-Abwehr. Dieses Signalmolekül koordiniert beispielsweise akute Entzündungen, wenn der Körper sich gegen Krankheitserreger und andere Bedrohungen wehren muss. Werden diese Gegenmaßnahmen chronisch notwendig, verursachen sie selbst schwere Krankheiten. Auch Krebs.

Das zweite Eiweiß, dessen Abkürzung für Signal transducer and activator of transcription 3 steht, übermittelt Informationen in solchen Prozessen. Es kann selbsttätig die Krebsentwicklung einer Zelle antreiben.

Wissenschaftler sprechen von gefährlichen Dialogen dieser beiden Vertreter von Molekülgruppen, die direkt auf Gene einwirken.

Pflanzenstoffe haben das Potential, bei diesem Informationsaustausch störend dazwischenzufunken.

Mehr Bedrohungen von innen als von außen

Die vordringliche Aufgabe unseres Immunsystems verrät seine Bezeichnung: das lateinische Wort immunis steht für unberührt, rein. Es ist das höchste Abwehr-Netzwerk unseres Organismus. Ursprünglich nur gegen von außen eindringende Mikroorganismen oder fremde Substanzen konzipiert, muss der menschliche Körper heute oft auch vor schädlichen Veränderungen in seinem Inneren geschützt werden. Mit am gefährlichsten sind Zellen, die wegen beschädigter Programmierung ihre gesunden Funktionen verloren haben. Sie müssen zum Absterben gebracht werden, müssen abgebaut werden oder dazu gebracht werden, sich selbst zu töten.

In seltenen Fällen können sie sich aber einem derartigen Schicksal entziehen und zu Krebszellen weiterentwickeln.

Bereits normale Alterungsprozesse zeigen auf, wozu Verschlechterungen unserer Systeme der Regelung und Steuerung aller bioaktiven Vorgänge im Laufe der Jahre führen: zu gefährlichem Blutdruck, zu hohen Werten für Blutfette oder Blutzucker und zu anderen organischen Warnzeichen.

Es wird vermutet, dass jede Schwächung des Immunsystems mit Belastungen des Gewebes durch wiederholte und langandauernde Entzündungen einsetzt, inflammatorischer Stress genannt. Das führt auf Dauer in einem weiteren Schritt zu einem übermäßigen Auftreten aggressiver Sauerstoffmoleküle, zu oxidativem Stress.

Als Beweis für die Theorie, dass Entzündungen Auslöser fast allen Übels sind, verweisen Wissenschaftler auf die Wirkungen anti-entzündlicher und anti-oxidativer Pflanzenstoffe: Sie verbessern die Potentiale des Abwehrsystems und reduzieren messbar die Zahl aggressiver Sauerstoffradikale.

Pflanze und Mensch haben ähnliche Risiken

Heilpflanzen aus den Volksmedizinen und bestimmte Nahrungsmittel haben seit Urzeiten die Menschen vor schweren Krankheiten bewahrt oder ihnen geholfen, sie zu überwinden.

Die Erklärung liegt vor allem in der Erkenntnis, dass die Gesundheit der Pflanzenwelt ähnlichen Gefahren ausgesetzt ist wie jene, die uns Menschen bedrohen.

Was Pflanzen hilft, entfaltet auch in den menschlichen Zellen eine Vielzahl von günstigen biochemischen Reaktionen.

Zwischen 1966 und 2006 entbrannte unter Wissenschaftlern ein heftiger Streit darüber, ob Pflanzen im Stande sind, Gefühle zu entwickeln, Erfahrungen zu speichern und ohne Gehirn bewusst zu agieren. Ein ehemaliger Agent des amerikanischen Geheimdienstes C. I. A. namens Cleve Backster hatte als erster begonnen, Blätter einer Pflanze mit einem Messinstrument für elektrischen Strom zu verbinden. Er berichtete von Stressreaktionen auf Verletzungen und Verbrennungen, sowie von bestimmten Empfindungen, sobald Musik von Wolfgang Amadeus Mozart erklang.

Bald herrschte Übereinstimmung darin, dass manche verblüffend klugen Verhaltensweisen nicht allein durch biochemische oder speziesbedingte Faktoren zu erklären sind. Denn Pflanzen nehmen in hohem Maße Umweltbedingungen wahr und stellen sich darauf ein - das bezieht sich auf Licht, Wasser, die Schwerkraft, Temperatur, Bodenbeschaffenheit, Nährstoffe, Gifte, Fressfeinde und chemische Signale von anderen Gewächsen.

Während sie keine Schaltzentrale besitzen, verfügen sie dennoch über ein ähnlich gut funktionierendes System zur Verarbeitung von Daten und zur Ausarbeitung einer angemessenen Antwort. Das versetzt sie in die Lage, bei Bedarf kaum glaubliche Fähigkeiten einzusetzen: Erkennen, Kommunizieren, Speicherung von Informationen, Automatisierung von Prozessen, Lernen und Erinnern.

Inzwischen ist unstrittig, dass Pflanzen intelligentere Lebewesen sind, als die meisten von uns vermuten, dass sie über elektrische Signalsysteme verfügen und auch über chemische Stoffe, die jenen Substanzen ähneln, die in unserem Nervensystem Erregungen weiterleiten, so genannte Neurotransmitter. Tatsächlich konnte in Pflanzen die Existenz von Serotonin, Dopamin und Glutamat nachgewiesen werden.

Die Diskussion macht auf jeden Fall deutlich, dass wir Menschen besser aufhören sollten, Pflanzen geringer zu schätzen, weil wir sie wegen ihrer kaum wahrnehmbaren Bewegungen als passive Objekte einstufen. Denn gerade der sesshafte Lebensstil, der sie fest mit dem Boden verankert und ihnen nicht gestattet, vor ungünstigen Bedingungen davon zu laufen, veranlasst diese Lebewesen, ihre Umwelt umfassend und detailliert wahrzunehmen und zu berücksichtigen.

Schon ab 1868 widmete der britische Selektionsbiologe Charles Darwin diesen Fähigkeiten mehrere Bücher. Der feste Standort lässt den Pflanzen keine Wahl, als alles, was sie brauchen, in ihrer kleinen, eigenen Welt zu finden, und sich dort vor allen Gefahren zu schützen, wo sie zu Hause sind.

Ohne Zweifel leisten sie dabei Geniales.

Ein hochentwickeltes sensorisches System informiert sie über Nahrung und Bedrohungen.

Pflanzen mit mehr Sinnen als wir

Es wird geschätzt, dass dafür im Königreich der Pflanzen zwischen 15 und 20 unterschiedliche Sinne entwickelt werden. Fünf davon entsprechen unseren eigenen – Geruch, Geschmack, Berührung, Sehen, Gehör.

Gehör ist ihre vielleicht verblüffendste Ausstattung, aber es ist nachgewiesen. Forscher der Universität Missouri beschallten Pflanzen mit dem Fressgeräusch von Raupen, und sie aktivierten sofort ihre genetisch geprägten Potentiale, Bitterstoffe und weitere Verteidigungssubstanzen freizusetzen. Andere Studien lassen vermuten, dass Wurzeln den Sound von fließendem Wasser in einem Rohr erkennen können.

Die Spitzen ihrer Wurzeln fühlen die Erdanziehungskraft, Feuchtigkeit, Druck, Helligkeit und Härte, aber sie haben auch Rezeptoren für Stickstoffe, Phosphor, Salze, Gifte und Parasiten. Von Nachbarpflanzen empfangen sie chemische Signale. Wurzeln weichen Hindernissen oder gefährlichen Substanzen aus, noch ehe sie mit ihnen in Berührung kommen, sie können fremde Wurzeln unterscheiden und sogar, ob jene stärker sind. Pflanzen derselben Art wetteifern weniger stark um Boden und Licht als mit fremden Gewächsen.

Am faszinierendsten ist ihr Arsenal an Maßnahmen, mit denen sie Bedrohungen entgegentreten.

Sobald ein Pflanzenblatt von Bakterien infiziert oder von Insekten beschädigt wird, warnt eine chemische Substanz andere Blätter der betroffenen Pflanze vor der drohenden Gefahr. Sie sind im Stande, ihren Geschmack oder ihre Zusammensetzung zu verändern, und können Giftstoffe und andere Moleküle produzieren, die sie weniger begehrenswert machen.

Bestimmte Sorten von Mais und Bohnen sondern einen ausgeprägten Duft ab, wenn Raupen sie anfallen. Denn sie haben eine Art von Leibwächtern: Parasitenwespen nehmen die Witterung auf, eilen herbei und beginnen, die Fresser zu töten. Die Akazie pumpt Tannine in ihre Blätter, um Antilopen abzuwehren. In Zeiten von extremem Futtermangel wurde beobachtet, dass die giftigen Gerbstoffe dieser Bäume sogar zum Tod der Angreifer führten.

Das Sonnentaugewächs Venusfliegenfalle, Dionaea muscipula, klappt längs der Mittelrippe ein, sobald ein Insekt die Fühlborsten berührt. Randborsten klemmen den Eindringling fest, bis er von der Pflanze verdaut wurde.

Selbst der Umstand, dass Pflanzen kein Gehirn besitzen, kann als Beweis der Überlegenheit dieses Systems gesehen werden. Für eine Pflanze, so wird argumentiert, wäre es kein Vorteil, ein unverzichtbares Organ zu besitzen. Da sie häufig gefressen werden, sind sie besser mit einem besonderen Aufbaudesign dran, das es erlaubt, selbst einen Substanzverlust von bis zu 90 Prozent zu überleben.

Und sollte es eines weiteren Grundes für Hochachtung bedürfen: Pflanzen bilden 99 Prozent der Biomasse auf der Erde.

Verglichen mit ihnen sind Tiere und Menschen nur Spurenlebewesen.

Pflanzenwaffe Schutzentzündung

Die häufigste und aus unserer Sicht wichtigste pflanzliche Abwehrsituation ist ihre Fähigkeit zur akuten therapeutischen Entzündung.

Pflanzen starten gegen Krankheitserreger und andere Angreifer ein umfangreiches Paket an Maßnahmen. Sie bilden verstärkt Eiweiße mit besonderen Fähigkeiten und konzentrieren sie am Eindringungsort. Diese Kampfstoffe aktivieren dort pro-inflammatorische Abwehrzellen mit anti-mikrobialen und anti-viralen Eigenschaften. Sie töten die Angreifer, wonach die Erreger durch Killerzellen aus Eiweiß beseitigt werden. Das setzt voraus, dass diese Proteine den jeweiligen Feind von den eigenen Zellen unterscheiden können.

Eine Inflammation ist immer auch eine gefährliche Gratwanderung. Denn jedes Gewebe erträgt nur eine bestimmte Dosis unbeschadet.

Ebenso notwendig wie der Start einer Entzündung ist deshalb ihre Beendigung zur richtigen Zeit, sobald sie ihren Zweck erfüllt hat.

Dafür entwickeln Pflanzen zu ihrer Regulierung parallel immer auch anti-inflammatorische Wächtersubstanzen zum Abschalten von entzündlichen Prozessen vor.

Einige Hundert Pflanzenarten verfügen sogar über ganz besonders aktive Moleküle mit dieser Fähigkeit.

Diese Entzündungs-Modulatoren in beide Richtungen, dafür und dagegen, wirken zu unserem Glück auch im menschlichen Körper.

Denn auch unsere Gewebe starten heute immer noch wie in Urzeiten blitzartig eine akute Inflammation als erste und oft effektivste Abwehrreaktion gegen Fremdkörper und gegen Mikroorganismen. Das geschieht wie aus einem Reflex heraus auch gegen schädigende Reize und gegen Umweltgifte, obwohl denen mit Hitze und chemischen Substanzen nicht beizukommen ist. Diese Fähigkeit zur Entzündung ist uns angeboren. Der Entzündungsreiz löst Aktivitäten aus mit dem Ziel der Beseitigung der störenden Faktoren. Bei Bedarf vom Immunsystem gestartet, ist diese therapeutische Antwort in der Regel von kurzer Dauer.

Inflammo heißt im Lateinischen „ich entzünde", und bereits der wissenschaftliche Schriftsteller Aulus Cornelius Celsus beschrieb in der Zeit um die Geburt Christi die vier Anzeichen für eine Entzündung: Schmerz, Hitze, Rötung und Schwellung. Es sind erlernte Reaktionen des betroffenen Bereichs auf krankmachende Effekte durch gefährliche Kleinstlebewesen ebenso wie durch Verletzung von Gewebe oder durch andere Reize. Ziele sind der Abbau und die Beseitigung solcher Erreger und Auslöser, unmittelbar gefolgt von einem Heilungsprozess.

Es ist die unvermeidliche Sofortverteidigung durch unser geniales Immunkräftesystem. Zuallererst wird der Blutfluss dorthin verstärkt. Verletzte Nerven und Zellen senden Signalmoleküle aus. Solche winzigste Masseteilchen zur Einleitung und Beendigung einer Inflammation kann beinahe jede menschliche Zelle produzieren.

Grundsätzlich ist eine Entzündung die wichtigste und am zuverlässigsten heilende Veränderung innerhalb des Immunsystems. Die Zahl der weißen Abwehrblutkörperchen steigt an, die Temperatur wird erhöht, feste Blutbestandteile nehmen zu und würden bei einer Messung rascher nach unten sinken. Aus all diesen Symptomen kann geschlossen werden kann: Der Körper befindet sich im Krankheitskampf.

Der Organismus baut darauf, dass durch diese Aktivitäten im Zusammenhang mit Wärme Bakterien und Viren entschärft oder zerstört werden.

Die Fettsäuren der Entzündung

Ausgangsstoffe dieser Prozesse sind Fettsäuren. Pflanzen entwikkeln sie zu ihrem Schutz. Der Mensch kann sie nicht selbst erzeugen, deshalb ist es ein großes Risiko, wenn sie in seiner Nahrung fehlen.

In Bezug auf Entzündungen sind zwei Hauptgruppen an Fettsäuren von größter Bedeutung. Sie bilden genial als Paar die Grundsubstanzen für die beiden gegenläufigen Effekte: pro-entzündliche Omega6-Fettsäurebestandteile und anti-entzündliche Omega3-Fettsäurebestandteile.

Die eine Gruppe ruft die Abwehrstoffe an den Schauplatz, vor allem weiße Blutkörperchen. Die andere stoppt diese biochemischen Abläufe im richtigen Augenblick. Grundsätzlich können beide Fettsäurearten sehr wichtige, gesunde Wirkungen auslösen. Erst wenn die Mischung der beiden in unserer Nahrung ein krasses Missverhältnis bildet, wird es gefährlich.

Tierische Fette liefern uns in der Regel solche aus der Omega6-Fettsäuren-Familie. Wichtigster Vertreter ist die Linolsäure.

Grundsätzlich erfüllen auch Omega6-Fettsäuren wichtige und gesunde Effekte. Sie enthalten reichlich Arachidonsäure, AA, und sie bilden die Hauptsoldaten der Entzündungsarmee. Entscheidend ist ihr Verzehr im richtigen Verhältnis zur anderen Gruppe.

Die Gegenspieler der Arachidonsäure, die Eicosapentaensäure, EPA, aus den Omega3-Fettsäuren, bilden sich unter anderem in Algen und gelangen dann als Fischöl auf unsere Teller. Oder aber sie stammen aus anderen pflanzlichen Quellen, beispielsweise aus Leinsamen, oder von Weidemilch erzeugter Butter Sie wirkt eher anti-inflammatorisch.

Manche Frage ist offen. Einig ist sich die Fachwelt darin, dass ein Verhältnis Omega6 zu Omega3 von 4:1 bis 5:1 durchaus noch günstig ist. Aber bei welchen Blutspiegeln, also mit wieviel Fettsäuren insgesamt im Blut?

Auch eine dritte Familie, die Omega9-Fettsäuren, zum Beispiel im Olivenöl, hat eine gewisse Bedeutung.

Den Säuren der Familie Omega3 werden wichtige Gesundwirkungen zugeschrieben. Sie stärken das Immunsystem, sie normalisieren die Cholesterine im Blut, sie regulieren den Blutzucker, sie schützen die Haut vor UV-Schäden, und sogar Schutzeffekte auf das Herz werden angenommen.

So wie es sehr unterschiedliche Omega3-Fettsäuren gibt, so entfalten sie auch spezielle Wirkungen. Die alpha-Linolensäure kommt in Pflanzen vor, während EPA und DHA hauptsächlich tierischen Ursprungs sind, besonders aus fetten Fischen. Es wird jedoch davon abgeraten, wegen EPA und DHA den Fischverzehr sehr stark zu steigern, denn die fettsäurereichsten Meeresbewohner weisen in der Regel auch eine hohe Schwermetallbelastung auf.

Dieses Risiko wird durch hochwertige Omega3-Kapseln vermieden, da sie unter strengen Kontrollen produziert werden. Es gibt einige großzügige Obergrenzen für eine Gesamttagesmenge an Omega3, und sie werden mit 1.500 bis 2.500 Milligramm angegeben. Doch besser ist es, eine denkbare Überflutung des Blutes mit Fettsäuren sicher zu vermeiden, denn sie würde den Cholesterin-Spiegel ungünstig verändern. Besonnene Wissenschaftler sehen das Limit demzufolge enger und empfehlen nicht mehr als 1.200 Milligramm, bei denen der Nutzen jede Belastung garantiert übersteigt.

In der westlichen Welt besteht ein gravierendes Missverhältnis zwischen den beiden großen Fettsäuregruppen in unserem Essen. Von der entzündungsfördernden Variante verzehren wir in der Regel eine zehnfache bis zwanzigfache Menge der anderen, in diesem Fall gesünderen, Fettsäure.

Daraus entwickelt sich ein Riesenproblem: Inflammatorische Prozesse werden zu häufig gestartet, werden meistens nicht gestoppt und wirken fort.

Normal wird im gesunden Körper jede akute Entzündung streng kontrolliert, gesteuert und begrenzt. Denn eine Übertreibung würde das Überleben des Organismus gefährden.

Während die akute Entzündung eine geniale Rettungsmaßnahme darstellt, wird dieser Begriff zunehmend in einem kritischen Zusammenhang genannt. Denn die unauffällige Variante, eine anhaltende Inflammation niedrigen Grades, ist womöglich der entscheidende Faktor für den Start einer chronischen Erkrankung. Sie ist heimtückisch und verrät sich nicht durch Schmerzen oder äußere Zeichen.

Auf Logik dürfen wir uns nicht verlassen. Das Gehirn ist als Ein-Aus-Schalter für Entzündungen ausgeklammert. Alles wird geregelt durch pflanzliche Moleküle im Blut, die wir uns hoffentlich ausreichend zuführen.

Unterschied Pflanze – Mensch

Neben gewissen Parallelen zur Welt der Pflanzen gibt es große Unterschiede.

Die Lebewesen ohne Gehirn und ohne Drüsen, die nach dem lateinischen Wort für Setzlinge, planta, benannt werden, geraten durch entzündliche Angriffe von außen in Gefahr. Der menschliche Organismus verschuldet seine chronischen Inflammationen in den meisten Fällen durch innerbetriebliche metabolische Prozesse selbst.

Pflanzen bekämpfen die Krankheitserreger mit speziellen eigenen Substanzen. Sie können diese gefährlichen Prozesse durch die von ihnen produzierten anti-entzündlichen Moleküle in Grenzen halten.

Wir Menschen können das nicht. Wir sind sowohl zur Einleitung wie zur Beendigung von Entzündungen auf die grüne Apotheke der Pflanzenstoffe angewiesen. Die Leber, die Nieren, der Darm und andere Gewebe setzen sowohl eine Entzündung fördernde wie hemmende Chemikalien frei, wobei die jeweilige Menge auch von den Mikronährstoffen abhängt, die wir uns zuführen oder gespeichert haben.

Nach Verzehr solcher Pflanzenmoleküle wirken ihre physikalischen und chemischen Barrieren auch im menschlichen Organismus.

Wir sollten sie deshalb in ausreichender Menge zuführen.

Selten entsteht auch bei uns eine Entzündung noch so wie in Urzeiten, nämlich wenn das Immunsystem auf eine Verletzung oder auf eine Infektion reagiert. Die häufigsten und heimtückischeren Ursachen sind Ernährungs-Sünden - in der Regel eine Überversorgung mit den pro-entzündlichen Fettsäuren aus der Omega6gruppe - oder giftige Effekte aus der Umwelt. Auch die sitzende Lebensweise steht unter begründetem Verdacht.

So mehren sich die Szenarien, in denen eine beabsichtigte Heil-Entzündung weiter und weiter fortgeführt, weil sie nicht zum Erfolg führt oder weil die auslösenden Umstände unverändert die Gesundheit bedrohen.

Jedoch länger bedeutet nicht besser, im Gegenteil. Denn im weiteren Verlauf wird der Handlungsdruck verschärft.

Zunehmend bildet sich eine Armee aus Substanzen, die zu weiteren Gesundungsbemühungen aktiviert werden. Denn neben den Zytokinen werden Chemokine, Prostaglandine und Dutzende weitere Mediatoren produziert. Auch sie wirken durch Signale verstärkend auf das Entzündungsgeschehen innerhalb bedrohter Zelle ein. Nach und nach wird das unmittelbar benachbarte Gewebe von pro-entzündlichen Stoffen infiltriert.

Während sie über viele Jahre ohne Symptome im Hintergrund ablaufen können, sind diese Entzündungen der vielleicht entscheidende Faktor für die Irritation von Gewebe mit der nachfolgenden Entstehung chronischer Krankheiten.

Es sind immer noch die gleichen Molekülen, die als Agitatoren einer Entzündung unumstrittene Mitstreiter unseres Immunsystems sind. Grundsätzlich dienen sie auf diese Weise auch dem Schutz der chemisch sehr unstabilen Erbbestandteile vor Krankheitserregern und anderen Bedrohungen.

Wenn die tatsächlichen Auslöser einer Entzündung nicht zu eliminieren sind, wird sie als vergebliche Reaktion des Organismus in abgeänderter Intensität und Programmierung wieder und wieder aktiviert. Am Ende sind diese Maßnahmen fortdauernd, chronisch.

Solche gefährlichen, schleichenden Entzündungsreaktionen werden in der Medizin unter dem Begriff „stille Entzündungen“, silent inflammations, geführt. Sie verraten ihr Ausmaß durch die Zahl bestimmter inflammatorischer Marker im Blut, von denen C-reaktives Protein, CRP, durch einfache Analysen nachzuweisen sind. Diese

CRP-Eiweißkörperchen werden in der Leber gebildet und vermehren sich auf das bis zu Zweitausendfache innerhalb von Stunden! Sie docken an eingedrungene Fremdstoffe wie Bakterien oder Parasiten an und alarmieren die Immunabwehr, die mit Fresszellen einschreitet. Gefährlich ist ihr Vorhandensein, wenn es für sie keine erkennbaren Feinde gibt.

Seit mehr als zehn Jahren ist unumstritten, dass durch die Biologie der Entzündungen in hohem Maße vor allem Organe angegriffen werden, die auf eine verstärkte Blutversorgung und demnach besonders auf gesunde Gefäße angewiesen sind, also das Herz und das Gehirn. Aber neben der Arteriosklerose und der Alzheimerdemenz wird zunehmend auch auf Krebs und sogar auf die Knochenerkrankung Osteoporose hingewiesen.

Denn schließlich erwächst aus Dauerentzündung ein Krebsrisiko. Die Kampfmaßnahmen durch Erhitzung, weiße Blutkörperchen und andere pro-entzündliche Schritte hebeln allmählich die Prozesse der natürlich eingeplanten Selbsttötung einer unkontrollierten Zelle aus.

Im Gegenteil. Als würden sie einen Hauptschalter umlegen in Richtung Wachstum, aktivieren die pro-entzündlichen Soldaten beispielsweise das Wachstumseiweiß VEGF (Vascular Endothelial Growth Factor). Seine Aufgabe ist es, die Erneuerung von beschädigtem Gewebe voranzutreiben.

Der Verzehr einer pflanzlichen Nahrung ist im Vergleich zu Fleisch oder Produkten aus Milcheiweiß dank ihrer Omega3moleküle immer anti-entzündlich. Anti-inflammatorisch ist immer anti-kanzerogen.

Dauerarmee gegen Erreger

Neben den Ernährungsfehlern als Hauptursache stehen auch logische Reparaturmaßnahmen des Organismus unter Verdacht, zu einer Krebsentstehung beizutragen.

Wieder sind die niedrigschwelligen Entzündungsprozesse Teil des Problems.

Der Versuch, Inflammation gezielt zu dirigieren, besteht aus Kaskaden von einzelnen bioaktiven Prozessen im betroffenen Gewebe, in denen unter anderem weiße Blutkörperchen, chemische Substanzen des Immunsystems und entzündungsbeeinflussende Eiweiße wie Zytokine und Prostaglandine freigesetzt werden.

Entlang von Signalwegen werden diese Reaktionen aufeinander abgestimmt. Immer ist der Schutz des Gewebes vor Schäden durch gefährliche Kleinst-Lebewesen das grundsätzlich wünschenswerte erste Ziel. Dann leitet das Immunsystem als Antwort auf den Schaden im betroffenen Gewebe eine beschleunigte Erneuerung ein. Unter Umständen wird dabei über das Ziel hinausgeschossen wird, weil jetzt Zellwachstum Vorrang hat vor Kontrolle. Damit verkehren sich die Effekte ins Gegenteil, weil der angestrebte therapeutische Nutzen verfehlt und aus Entzündung ein Angriff gegen das eigene Gewebe wird.

Das kann bedeuten, dass es eine beschädigte Zelle leichter hat, zu überleben und seine Schäden zu vererben. So würde aus Reparatur Entgleisung.

Die chronisch ablaufenden stillen Inflammationen belasten das Geschehen in der einzelnen Zelle enorm. Es ist gekennzeichnet von einer Auseinandersetzung zwischen uns bedrohlichen und uns schützenden Molekülen.

Gefährliche Zytokine fördern die Entzündung und aktivieren dafür zum Beispiel den besonders umtriebigen Transkriptionsfaktor Kappa-B, der im Stande ist, bestimmte, instabile und anfällige Gene mit neuen Eigenschaften zu programmieren. Dann dienen sie nicht mehr dem Gesamtwohl ihres Gewebe-Verbandes, sondern sie entwickeln eigene Absichten. So werden sie zu Rädelsführern bei unkontrolliert verlaufenden Zellteilungen bis hin zur Krebsentstehung.

Das Immunsystem bleibt nicht tatenlos, und wieder steht die Leber im

Mittelpunkt. Unser größtes Entgiftungsorgan kann jetzt als Rettungsmaßnahme anti-entzündliche Transmittersubstanzen freisetzen, die auf entsprechende Rezeptoren im Zell-Kern wirken. Sie werden abgekürzt PPARs genannt, was für Peroxisom-Proliferator-aktivierte Rezeptoren steht.

Voraussetzung ist, dass diese Helfer in der Nahrung enthalten sind. Studien zeigen auch hier günstige Effekte durch Omega3-Fettsäuren wie DHA, durch das nährstoffreiche Ölweidengewächs Sanddorn (Hippophae rhamnoides), sowie durch eine spezielle, konjugierte Version der Linolsäure, CLA, die mittels Enzymen aus tierischen Linolensäuren gebildet wird und vermutlich krebshemmende und anti-oxidative Wirkungen besitzt.

Störfall im metabolischen Netzwerk

In der Biochemie werden unterschiedliche Abfolgen von chemischen Reaktionen während des Stoffwechsels innerhalb einer Zelle als metabolische Pfade, metabolic pathways, bezeichnet. Es sind Signalwege, die normalerweise eine Kettenreaktion zulassen.

Immer handelt es sich um komplexe Stufenplänen. In jedem einzelnen Entwicklungsschritt wird ein dominierender Wirkstoff durch Enzyme verändert. Meist werden weitere Substanzen wie Mineralstoffe, Vitamine, Hormone und oft zahllose zusätzliche Begleitfaktoren benötigt. Sie werden Metaboliten genannt. Ihr Vorhandensein ist Voraussetzung für den nächstfolgenden Umwandlungsfortschritt.

Mehrere solcher metabolischer Abfolgen laufen in jedem Augenblick nebeneinander in jeder Zelle. Gemeinsam bilden sie das metabolische Netzwerk. Höchstes Ziel ist das Erreichen der Homöostase, des Gleichgewichts der physiologischen Körpervorgänge. Blutdruck, Körpertemperatur, pH-Wert des Blutes und die gängigen Hormone sind nur die bekanntesten Faktoren und sie sind auch bei der Wandlung von normalem zu unkontrolliertem Wachstum erkennbar.

Auch durch aufeinander abgestimmte Prozesse des Abbaus und Aufbaus von Gewebe wird ein bestimmtes Zielen angestrebt.

In Bezug auf eine Krebsentstehung wurden in der menschlichen Zelle bereits fast ein Dutzend solcher metabolischer Pfade ermittelt, entlang derer die spätere Katastrophe starten kann. Am häufigsten fällt das Stichwort inflammatory pathways für die ganz speziellen Schaltwege, entlang derer entzündungsfördernde Eiweiße ihre chemischen Reaktionen initiieren.

In jedem dieser Stufenpläne vollzieht sich Schritt für Schritt, in jeweils etwa bis zu zehn Abschnitten, der Umbau eines Ausgangsmoleküls in ein anderes Entwicklungsprodukt. An jedem Zwischenpunkt erfolgt eine bestimmte chemische Reaktion - solange, bis aus gutartig bösartig wird. Das bedeutet: Bei etwa zehn Kreuzungspunkten entlang von etwa zwölf Stufenplänen für die Umwandlung einer von ihrem Gewebekollektiv kontrollierten normalen Zelle in eine unnormale sind etwa 120 Ansätze gegeben, diese unerwünschte Entwicklung zu hemmen, zu stoppen oder zu umzukehren.

An allen diesen Knoten eines metabolischen Pfades hin zur Entwicklung einer unkontrollierbaren Zelle ist die Hemmung oder Beendigung des metabolischen Vorgangs durch einen geeigneten Pflanzenstoff möglich. Eine beträchtliche Zahl solcher Angriffspunkte konnte bereits erforscht werden. Während hochaktive Phytostoffe dort direkt in die Aufgabe eingreifen, Zellveränderungen unter Kontrolle zu halten, wirken andere Natursubstanzen indirekt an einer Gesunderhaltung mit, über die Verstärkung der körpereigenen Abwehrkräfte.

In dieser Vielfalt von Möglichkeiten liegen die großen Chancen geeigneter Pflanzenstoffe mit anti-kanzerogenen Eigenschaften. Bei den meisten ist sogar bereits nachweisbar, in welchem ganz spezifischen Abschnitt der krebserzeugenden Prozesse sie ihre Wirkung entfalten.

Das ist erst ein Anfang der Verhinderungsmaßnahmen. Jede neugeschaffene Zelle kann möglicherweise sowohl selbst sofort einen neuen metabolischen Pfad initiieren, als auch intelligent mit ihren Aktivitäten zuwarten, bis die Erfolgs-Aussichten besonders günstig sind. Auch diese Möglichkeiten können durch geeignete Phytostoffe, sobald es sich um eine bösartige Entwicklung handelt, erschwert werden.

Hormone als Krebsförderer

Die maßgeblichen Akteure während der Gratwanderung zwischen Gesundheit und Krankheit sind Hormone. Wichtig ist ein Ausgleich in diesem System. Für das gewünschte Gleichgewicht können nur die Hormone Insulin, Glukagon und Eicosanoide sorgen. Die ersten beiden werden in der Bauchspeicheldrüse gebildet und wirken im Zuckerstoffwechsel mit. Die Eicosanoide entstehen unter Sauerstoffeinwirkung aus den Fettsäuren sowohl der Gruppe Omega6 wie Omega3.

Diese Botenstoffe sind es, die im Zusammenspiel den Immun-Kräften entweder den Befehl zur Heilentzündung geben, dafür setzen sie Fettsäuren der Omega6gruppe frei. Oder sie stoppen als gegensätzliche Reaktion eine Entzündung mit Fettsäuren der Omega3-Familie, dafür werden Prostaglandine und andere Gewebshormone ins Spiel gebracht.

Übrigens: Auch in diesem Umfeld wirkt Aspirin, das Entzündungsstoffe einbremsen kann.

Fettsäuren für die Produktion von Eicosanoiden kann der menschliche Organismus nicht selbst bilden, weder die pro- noch die anti-entzündlichen. Vorstufen für diese Entzündungshormone können nur mit der Nahrung zugeführt werden.

Die Menge und das Verhältnis dieser beiden Schwesterfettsäuren entscheiden über kardiovaskuläre Erkrankungen, Blutdruck, Blutfette, Arthritis und indirekt auch über Krebs.

Ohne Abstriche kritisch zu sehen sind von der Nahrungsindustrie besonders geschätzte billige Öle, über die der Präsident der Österreichischen Anti-Aging-Gesellschaft, Prof. Dr. Markus Metka, frei heraus formuliert: „Mit falschen Fetten kann man sich schon umbringen, wenn man sie lange genug konsumiert."

Bei uns machen Öle aus Maiskeimen und Sonnenblumen vier Fünftel des Gesamtumsatzes aus. Sie liefern, hauptsächlich in Fertiggerichten versteckt, viele Omega6-Fettsäuren, die in geballten Ladungen entzündungsfördernd sind. Nicht selten wird der Begriff Entzündungsbomben verwendet.

Wichtigste pflanzliche Substanz aus der leider sehr kleinen Gruppe der Omega3-Fettsäuren ist die Alpha-Linolen-Säure (nicht zu verwechseln mit der Gamma-Linolen-Säure und der Linol-Säure, zwei Omega6-Fettsäuren). Das aus dem Leinsamen gepressten Lein-Öl enthält in seinen durchschnittlich 53 Prozent an Omega3molekülen vor allem diese gesunden Alpha-Linolensäuren.

In der westlichen Ernährung kann die Überversorgung mit Fettsäuren der Omega6-Familie im Extremfall bis zu einem Verhältnis von 50:1 zu den Omega3-Fettsäuren ausarten. In Japan erreichen heute noch viele Menschen vor allem dank des Fischverzehrs die Superzustände vergangener Zeiten von 2:1, während bei uns die meisten ihrem Körper vermutlich Verhältnisse von 20:1 zumuten.

Davon ausgehend, wird auch natürliches, gepresstes Rapsöl mit einem Mischungsverhältnis Omega3 zu Omega6 von immerhin 1:5 unter den gesunden Empfehlungen aufgeführt. Es verträgt kurzzeitig auch jene Hitze, die für Braten oder Frittieren benötigt wird. Deutlich ungünstigere Eigenschaften hat das billigere, raffinierte Rapsöl.

Vor der Auffassung, dass alle verzehrbaren Pflanzenöle gesund sind, muss dringend gewarnt werden. Erschwerend kommt hinzu, dass die meisten in einer Wasserstoffatmosphäre unter Temperaturen von 250 bis 350 Grad durch Hydrogenierung gehärtet werden können, was sie monatelang vor dem Ranzigwerden bewahrt. Das macht sie zu den Favoriten bestimmter Teile der Nahrungsmittelindustrie. Nach dieser Veränderung greift für sie die Bezeichnung Transfettsäuren, Kurzfassung Transfette. Während unser Verdauungssystem sie noch ahnungslos verarbeitet und ihre Moleküle bis in das Zellinnere gelangen, blockieren sie dort natürliche Verwertungsschritte. Am Ende müssen sie vom Immunsystem unter Mühen beseitigt werden.

Die Bezeichnung hydrogeniert oder auf Englisch hydrogenated auf einem Nahrungsmitteletikett sollte uns immer daran erinnern, dass es viel bessere Fette gibt …

Seit 2002 beziffert der Omega3-Index einer Nation den prozentualen Anteil der günstigsten Fettsäuren innerhalb ihrer ganzen Gruppe im Blut. Unser durchschnittlicher Wert von 5,6 wirkt im Vergleich mit Japan, 8, und Südkorea, 11, nicht dramatisch. Aber die Auswirkungen sind es! Denn der Index für den so genannten plötzlichen Herztod, Sudden Cardiac Death, SCD, gibt Auskunft über die Fälle von Sekundentod je hunderttausend Personenjahre. Deutschland liegt mit hundertachtundvierzig Opfern durchaus im Mittelfeld, aber Japan muss weniger als acht beklagen.

Der schädliche Mechanismus ist längst entlarvt.

Wünschenswert ist, dass Blut das Verhältnis von AA (pro-entzündlich) zu EPA (anti-entzündlich) etwa drei bis zwei zu eins aufweist.

Wenn Entzündung zum Treibstoff wird

Die Maßnahmen, durch die Entzündungsprozesse zur Krebsentstehung beitragen können, sind vielfältig. Sie liegen in den tiefsten Ebenen des zellulären Geschehens und sind in wenigen Worten kaum zu beschreiben. Schon an ihrer Entstehung können sie beteiligt sein.

Hier gerät das Genom, seine 26.000 bis 30.000 Eiweiße mit den Erbinformationen, in den Blickpunkt. Seit eineinhalb Jahrzehnten weist eine Fülle von wissenschaftlichen Studien darauf hin: Chronische Entzündungsprozesse auf Grund mangelnder Versorgung mit Mikronährstoffen oder falscher Ernährung bereiten den Boden für die ersten Zellschädigungen.

Jeder einzelne zellschädigende Vorgang kann nicht geplante genetische Prozesse und dabei Veränderungen der eigentlichen genetischen Information bewirken.

Die für jede einzelne Zelle vorgesehene Prägung wird als Genexpression bezeichnet. Ein Beispiel: Eineiige Zwillinge sind genetisch gleich, doch eine unterschiedliche genetische Expression produziert zwei geringfügig andere Phänotypen.

Jede wie auch immer herbeigeführte genetische Instabilität drängt die betroffene Zelle in eine Entwicklung, die sie unter vollständiger Kontrolle nicht nehmen würde. Die ursprüngliche Genexpression wird aufgeweicht. Alle Einflüsse dieser Art auf eine Zelle ermöglichen auf lange Sicht unnormale Wachstumsfunktionen außerhalb der vorgesehenen Regulation.

So kann Inflammation bestimmte Veränderungen in einer Zelle überhaupt erst möglich machen. Danach löst ihre Schritt für Schritt bösartiger werdende Entwicklung Antworten des Körpers aus, die erst Recht geeignet sind, genetisches Material zu beschädigen.

Danach wird als Abwehrversuch gegen beginnenden Krebs eine verstärkte inflammatorische Kampfansage initiiert. Die erdrückenden Beweise häufen sich, dass diese Entzündungsaktivitäten, mit Heilabsicht gestartet, das Krebsgeschehen in seinem Verlauf nicht hemmen, sondern fördern. Zug um Zug wandeln sich die ursprünglichen Freunde, die pro-entzündlichen Substanzen, gemeinsam mit weiteren Aktivierungsstoffen, etwa Zytokinen, in Antreiber von lebensbedrohenden Vorgängen um.

Die zunehmende Mobilisierung von entzündungsfördernden Molekülen erreicht am Ende genau das Gegenteil. Jetzt ist der Durchbruch einer weiteren Entwicklung dieser Zelle in Richtung Krebs von den Abwehrkräften kaum mehr zu verhindern. Ihre Hauptmerkmale sind Aggressivität und Gier.

Eine derart fehlprogrammierte Zelle begnügt sich bei der Vermehrung nämlich nicht nur mit ihrer normalen Teilungsgeschwindigkeit. Mit Unterstützung durch die vorhandenen Entzündungsmoleküle, überwiegend aus den Omega6-Fettsäuren, betreibt sie das sogar verstärkt.

Am Ende starten mehrere solcher Zellen eine entscheidende neue Phase, in der für sie eigene Blutgefäße gebildet werden, begleitet von genialer Kommunikation der andersgearteten Zellen untereinander. Dann fehlt nicht viel zur nächsten, besonders bedrohlichen Phase mit dem Durchbrechen von Zellmembranen, der Invasion in benachbarte Zellgruppierungen und schließlich der Ausstreuung der unkontrollierbar wachsenden Zellen.

Der Londoner Immunologie Professor Dr. Frances Balkwill fand dafür diese Formulierung: „Wenn ein genetischer Schaden das Streichholz ist, welches das Feuer entzündet, dann sind einige Arten von Entzündungen der Treibstoff, der die Flammen füttert."

Fortschrittliche Krebsmediziner betonen: Deshalb ist alles, was die chronischniedrigschwelligen Entzündungen stoppt, auch praktizierte Krebsabwehr und absolut sinnvoll.

Zurück zu Virchow?

Die angesehene medizinische Fachzeitschrift „Lancet" stellte schon im Februar 2001 die Frage: „Entzündung und Krebs: Zurück zu Virchow?" (Inflammation and cancer: back to Virchow? Lancet. 2001 Feb 17;357(9255):539-45).

Der Berliner Charité-Arzt Dr. Rudolf Virchow war der erste, der einen Zusammenhang zwischen Mikroinflammation und Krebs vermutete. In seinem bahnbrechenden Werk „Die Cellularpathologie" stand 1859 die Erkenntnis im Mittelpunkt, dass jede Zelle ihren Ursprung in einer vorher existierenden Zelle hat. Das führte ihn zu seinem Konzept, dass nicht ein ganzer Körper, sondern nur bestimmte Zellen oder Zellgruppen erkranken können. Dr. Virchow tippte vor eineinhalb Jahrhunderten schon auf Entzündungen.

Heute ist erwiesen, dass mindestens jede siebente Krebsentstehung einen inflammatorischen Ursprung hat.

2007 erläuterte das "International Journal of Cancer" unter der Überschrift „Chronische Inflammation und oxidativer Stress in der Krebsentstehung beim Menschen" (Chronic inflammation and oxidative stress in human carcinogenesis, Int J Cancer. 2007 Dec 1;121(11):2381-6), dass eine breite Palette von Konditionen durch chronische Entzündungen Zellen für mögliche Gewebeveränderungen vorherbestimmt. Konkret wird darin auch auf die Beteiligung von Prostaglandinen und Zytokinen als Haupttäter hingewiesen. Und auch eine Veröffentlichung in einer Spezialzeitschrift für Mutationsforschung, „Mutation Research - Fundamental and Molecular Mechanisms of Mutagenesis" folgt dieser Linie mit dem Beitrag „Entzündung: Die Reise zu Krebs in Gang bringen" (Inflammation: gearing the journey to cancer, Mutat Res. 2008 Jul-Aug).

Alle betonen, wie vielversprechend es ist, diese entzündungsbezogenen Krebserkrankungen zur Zielscheibe pflanzlicher Chemoprävention zu machen.

Informationen über das Netzwerk der entzündungsfördernden Moleküle und ihr Beitrag zur Krebsentstehung führen kontinuierlich zur gezielten Rezeptur von biochemischen Blockaden durch solche inflammatorischen Stoffe, beispielsweise durch pflanzliche anti-entzündliche Chemikalien.

Auch werden während einer Entzündung gewisse Hormone freigesetzt, die eine Wundheilung einleiten sollen. Dafür setzen sie an den angegriffenen Zellen Wachstumsreize, die dort erwünschte Teilungen einleiten und unterstützen. Wiederholen sich solche Reparaturen, kann auch das kritisch werden.

Deshalb müssen die Folgen langanhaltender Inflammationen als Faktoren eingestuft werden, die im betroffenen Gewebe Krebs wahrscheinlicher machen.

Wissenschaftler sprechen davon, dass bei chronischen Entzündungsprozessen der Organismus mit seinen Reparaturmaßnahmen über das Ziel hinausschießt und eine Krebsentstehung anschiebt. Die Eliminierung oder die Blockade von gefährlichen Substanzen wie Zytokinen und Chemokinen bremst solche Aktivitäten ab. Auf diese Weise wird im Laborversuch bereits die Krebsentstehung verhindert.

Gefährliche Sauerstoffakteure

Ein bedrohter Organismus wehrt sich mit hoher Genialität. Das bedeutet: mit mehr als einer wirksamen Heilentzündung, wenn einem von Viren, Bakterien und anderen Kleinstlebewesen angegriffenen Gewebe auch noch zusätzlich geholfen werden kann. Dadurch entsteht eine weitere Gesundheits-Gefahr, wenn auch diese Kampfmethode zu häufig oder sogar chronisch eingesetzt wird.

In besten Absicht bilden sich in unseren Milliarden Zellen sogar hochgiftige freie Reaktive Sauerstoffmolekülen, englisch als reactive oxygen species bezeichnet und mit ROS abgekürzt. Sie agieren und kämpfen mit sehr hoher Aggressivität, was sie für jedes das Zellgewebe sehr schädlich werden lässt.

Auch für sie besteht eine natürliche Aufgabe darin, eine Infektion abzuwehren. Sie werden beispielsweise von Makrophagenzellen zum Abbau von Krankheits-Erregern produziert und als eine Art Zellgift gegen Bakterien, Viren und andere Kleinstlebewesen in Front gebracht.

Sie haben auch zentrale Aufgaben in erwünschten biologischen Prozessen, etwa in der Muskelsteuerung. Beobachtet wurde auch, dass Blutplättchen, die zur Wundheilung konzentriert werden, ebenfalls ROS freisetzen, um weitere Schutzbestandteile zu versammeln. Das wurde konkret im Oberflächen-Gewebe der Atemwege nachgewiesen, bei einer Infektion.

Das ist grundsätzlich eine gewünschte Aktion. Aber wieder wird über das Ziel hinausgeschossen.

Denn diese sinnvolle Entstehungsart gefährlicher Sauerstoffakteure ist nicht die einzige. Diese extrem aggressiven Teilchen entstehen schon allein durch Atmung und den Stoffwechsel in den Zellen in jedem einzelnen Augenblick unvermeidlich, ohne dass das Immunsystem sie für einen Spezialauftrag ruft.

Sauerstoff stuften bereits die alten Griechen als Säurebildner ein, was sie durch die Bezeichnung Oxygen zum Ausdruck brachten.

Die meisten biologischen Organismen bestehen zum größten Teil aus diesem Gas, und zwar im Wasser gebunden, das erklärt die chemische

Formel H2O für Hydrogen und Oxygen. In der von uns eingeatmeten Luft macht sein Anteil rund 23 Prozent aus, was ihr die Feuchtigkeit bringt. In den menschlichen Zellen nimmt dieses Wasserstoff-Sauerstoff-Gemisch mindestens zwei Drittel des Volumens ein, manche sogar 90 Prozent. Sauerstoff macht sich im Körper nicht nur breit, er bestimmt wesentlich auch das Gewicht mit. Wenn wir beispielsweise 70 Kilo auf die Waage bringen, trägt er dazu fast zwei Drittel bei, mehr als 44 Kilo!

Pro Minute verbrauchen wir 230 Milliliter Sauerstoff. Unter seinem Einfluss werden in den Minikraftwerken der Zellen durch eine Form der Hitze-Erzeugung Kohlenhydrate, Eiweiße und Fette chemisch verändert, was oxidieren genannt wird, wobei frei verfügbare Energie entsteht.

Der Einsatz eines so hochaggressiven Gases wie Sauerstoff in unseren Zellen in unmittelbarer Nähe zu den dort agierenden Zehntausenden Genen ist sehr gefährlich. Doch diese Methode ist gleichzeitig äußerst effizient. Denn zusätzlich zur Umwandlung der in der Nahrung gespeicherten Energie in eine aktiv verfügbare Form, ATP, entstehen gleichzeitig auch Ausgangsstoffe für diverse chemische Substanzen, die lebensnotwendig sind. Sie werden als körpereigene Wirkstoffe bezeichnet und weisen meist starke pharmakologische Wirkungen auf: Hormone, Enzyme, Aminosäuren, Wachstumsfaktoren, die wichtige Zellfunktionen steuern.

Der menschliche Organismus ist in jedem Augenblick Schauplatz immenser bioaktiver Abläufe. Was als Stoffwechsel bezeichnet wird, sind Aktivitäten wie das Wachstum von Gewebe, der Abbau absterbender Zellen, die Umwandlung von Nahrung in Energie, die Entsorgung von Abfallstoffen und immer wieder die Einleitung einer Zellteilung als Fortführung dessen, was wir Leben nennen.

Normalerweise befinden sich die gefährlichen Sauerstoffmoleküle in einer festen Verbindung. Bei jeder Oxidation und bei einer ganzen Reihe biochemischer und biomechanischer Prozesse werden Sauerstoffmoleküle aus ihren elektronischen Bindungen gerissen. Auf Grund zahlreicher Versuche mit Zellkulturen wird geschätzt, dass bei der Energieherstellung in unseren Milliarden Zelle etwa 0,1 bis zwei Prozent aller in der Atemluft vorhandenen Sauerstoffmoleküle extrem unstabil werden.

Sofort nach ihrer Befreiung haben diese Teilchen den unstoppbaren Drang, innerhalb von Millisekunden sowohl mit Eiweißen wie mit Fetten unverzüglich eine chemische Reaktion einzugehen - ebenfalls Oxidation, mit unübersehbaren Folgen. Denn dadurch werden auch jene von ihnen attackierten Moleküle ähnlich aggressiv.

Solche unberechenbaren ROS sind aber nicht nur ein unvermeidlicher Nebeneffekt der inneren Atmung oder Zell-Atmung beim Stoffwechsel. Zu weiteren Prozessen, bei denen Reaktive Sauerstoffspezies entstehen, zählen neben den Entzündungen vor allem körperlicher sowie seelischer Stress. Auch UV-Strahlung, künstliche Strahlen von Bildschirmen und anderer Elektrosmog haben das Potential, stabile Molekülverbindungen aufzubrechen, wodurch jeweils zwei freie Radikale entstehen. Chemikalien, Umweltgifte und möglicherweise einzelne in der Lebensmittel-Herstellung zugelassene Industriesubstanzen können auf doppelte Weise gefährlich werden. Unter ihrer Einwirkung bilden sich aggressive ROS entweder innerhalb unseres Körpers, oder aber in unserem Umfeld, woraus sie von unserem Organismus aufgenommen werden.

So greifen auch noch wir Menschen verschärfend in diese Geschehnisse ein – oft ahnungslos. Aber das mindert die Folgen nicht. Eine falsche Ernährung, ein ungesunder Lebensstil, psychische und physische Schwerstbelastungen, sowie elektrische Strahlung sind ebenfalls wichtige Faktoren, die eine stabile Sauerstoffverbindung zertrümmern und ebenfalls solche ungezügelten Moleküle entstehen lassen. Bestimmte Krankheitszustände und chronische Entzündungsprozesse treiben ebenfalls ihre Zahl immens in die Höhe.

Ihre außergewöhnliche Reaktionsfähigkeit, gepaart mit einem Einsatz in Massen, kann dem Organismus schweren Schaden zufügen - erst einzelnen Zellen, dann Gewebebereichen, schließlich einem kompletten Organ.

Oxidativer Stress

Eine Kettenreaktion mit übernatürlicher Anhäufung von Reaktiven Sauerstoffmolekülen wird als oxidativer Stress bezeichnet. Jedes einzelne Sauerstoffradikal, auch jene mit positiver Absicht, erhöht die oxidative Belastung eines Gewebes, und damit wird insgesamt auch jeder Einsatz schädlich, auch die ursprünglich vermeintlich günstigen.

Damit ist ein direkter Zusammenhang zwischen inflammatorischem und oxidativem Stress nachgewiesen.

Im Labor konnte auch beobachtet werden, auf welche Weise diese Sauerstoff-Aggressoren krankheitserregende Kleinstlebewesen zerstören: durch Beschädigung ihrer Erbbestandteile.

Genau das muss in der menschlichen Zelle zur Verhütung einer Krebsentstehung vermieden werden.

Sauerstoffradikale im Zigarettenrauch

Die Urnatur hat nicht annähernd voraussehen können, in welchem Umfang chronische Entzündungen unseren Organismus belasten, und uns auch nicht dagegen gewappnet, dass Tabakrauch eine bedeutende Quelle reaktiver Sauerstoffspezies ist. Ein einzelner Zug an einer Zigarette produziert eine Menge von 10 mit 15 Nullen an solchen Sauerstoffradikalen.

Diese aggressiven Oxidantien zerstören wie andere zellschädigende Moleküle wichtige Komponenten der weichen, fragilen Zellstruktur. Wegen des drohenden Fortschreitens wird dieser Oxidationsprozess mit dem Rostfraß an Metallen verglichen.

Durch jede unkontrollierte Zunahme an ROS aus anderen Gründen wird der natürliche und unerlässliche Einsatz von Sauerstoff bei der

Oxidation unserer Nahrung zu einem immer gefährlicheren Prozess.

Als bedrohlichste Ergebnisse in Bezug auf eine Krebsentstehung drohen Schädigungen der Gene und biochemische Mutationen von Fettsäuren in den Zellwänden.

Gewebezerstörungen durch Oxidantien behindern unsere Fähigkeit zur Regeneration und beschleunigen die Alterungsprozesse mit ihren degenerativen Zuständen. Sie werden in erster Linie für Herz-Kreislaufschäden, mentale Defekte und generelle Schwächung des Immunsystems verantwortlich gemacht.

20.000 Attacken täglich

Die Erbmasse beruht auf etwa drei Millionen Basispartikelchen in jeder einzelnen Zelle. Sie bilden dort in den allermeisten die mehr als 26.000 und weniger als 30.000 Gene. Durch die in jeder Zelle aus den verschiedenen Ursachen freigesetzten Radikalen Sauerstoffspezies werden in ihr im Laufe eines Tages an die 20.000 ihrer Gesamtheit an Basis-Partikelchen von ROS attackiert werden. Das sind zwar kaum mehr als ein halbes Prozent, doch dieses Geschehen vollzieht sich parallel in allen bis zu hunderttausend Milliarden Zellen des menschlichen Körpers, und diese Dynamik macht es so bedrohlich.

Eine ausgeglichene Ernährung, in der beispielsweise pro- und anti-entzündliche Fettsäuren sich in ihren Effekten die Waage halten, kann mithelfen, im Gewebe jene anti-oxidativen Mikronährstoffe anzureichern, mit denen ROS neutralisiert werden können.

Diese Ergebnisse können sehr leicht und sehr überzeugend in der menschlichen Haut nachgewiesen werden. Viele Umweltbedingungen machen besonders ihr zu schaffen und erhöhen dort die Zahl der freien Radikale. Gleichzeitig erniedrigt das den natürlichen Spiegel an anti-oxidativen Schutzstoffen. Sie besitzen in erster Linie die Eigenschaft, solche freie Radikale zu neutralisieren. Das Ausmaß der Schäden an der Haut wird durch die Dichte und Tiefe von Furchen und Falten sichtbar.

Bestimmte anti-oxidative Mikronährstoffe wirken in der Haut als Anti-Agingstoffe, wie wissenschaftliche Studien an Freiwilligen zwischen 40 und 50 Jahren belegen

(Quelle: „Antioxidant micronutrients in the prevention of skin aging", Professor Dr. Jürgen Lademann, Center of Experimental & Applied Cutaneous Physiology, Charité – Universitätsmedizin Berlin, 2014).

Aggressive Sauerstoffradikale, die nicht neutralisiert werden, wirken wie Umweltgifte, mit direkter Beschädigung auch der Desoxyribonukleinsäure. So stellen sie die Weichen für weitere Mutationen.

Krebs ist der größte Schaden, den sie anrichten können.

Antioxidantien – wörtlich Gegensubstanzen zur Oxidation - sind die natürlichen Gegenspieler solcher gefährlicher Sauerstoffteilchen im menschlichen Körper. Die wichtigsten sind pflanzlichen Ursprungs und werden im Idealfall in ausreichender Menge mit der Nahrung aufgenommen. Auch Spurenelemente wie Selen oder Zink, und einige der klassischen Vitamine wie C und E sind mit ihren chemischen Bestandteilen in der Lage, freie Sauerstoffradikale durch Neutralisierung unschädlich zu machen.

Ein stabiles Radikal-Antioxidans-Gleichgewicht ist eine der vorrangigsten Schutzwirkungen in unserem Körper. Doch mit fortschreitendem Alter wird diese Balance gestört. Erheblich zu unserem Nachteil.

Vor allem durch anti-oxidativ wirkenden Mikronährstoffe hält der gesunde Organismus diese Gefahr in Grenzen. Nur so können weitere schwere Zellschädigungen verhindert werden. Das macht auch die Versorgung mit anti-oxidativen Mikronährstoffen so unverzichtbar.

Die Art und Weise, wie sie freie Radikale unschädlich machen, ist unterschiedlich. Vermutet wird stets die Neutralisierung aggressiver Sauerstoffmoleküle. Ein Recyclingprogramm bildet aus aggressiven freien wieder fest verbundene Sauerstoffmoleküle. Dafür verfügt der gesunde Organismus über ein sehr kompliziertes anti-oxidatives Schutzsystem. Offensichtlich ist es nur effektiv, wenn alle Bestandteile ausreichend zur Verfügung stehen.

Dazu zählen ausgewählte Vitamine - A, B, C, D, E und K. Vitamin A, auch Retinol genannt, schützt vor allem Fette in den Zellwänden vor Oxidation. Vitamin E wird vorübergehend selbst zu einem ROS, kann jedoch von Vitamin C in den ursprünglichen Zustand zurückgeführt werden.

Auf ähnliche Weise verfolgen auch Moleküle von Polyphenolen die wild gewordenen Radikale und entschärfen sie durch Neutralisierung. Diese Mehrfachphenole sind meist ätherische Verbindungen, die in allen Pflanzen maßgeblich Farbe und Geschmack prägen. Deshalb wundert es nicht, dass vor allem Gewürze und farbenprächtige Früchte und Gemüse sehr, sehr reich an Polyphenolen sind und ihre Bezeichnung „Lebensspanneessenz" rechtfertigen: Gewürznelke, Pfefferminze, Anis, Cocoapulver, Oregano, Sellerie-Samen, Leinsamen, Kastanie, Rosmarin, Thymian, Sojabohne, Kiwi, Kirsche, Grüner Tee, Tee, Aubergine, Haselnuss, die Pflaume und als Spitzenreiter unter allen anderen essbaren Beeren die Heidelbeere. Auch dunkle Schokolade mit einem hohen Cocoagehalt verdient Erwähnung.

Wegen ihres weitverbreiteten Vorkommens werden Polyphenole unter allen Phytochemikalien immer wieder an vorderster Stelle angeführt, wenn es um die Prävention von Herz-Kreislaufleiden, neurodegenerativen Erkrankungen und Krebs geht.

In diversen Enzymen sind Mineralstoffe und Spurenelemente angedockt – Calcium, Magnesium, Eisen, Zink, Selen, Mangan.

Unter den sekundären Pflanzenstoffen sind am besten erforscht: Flavonoide, Carotinoide, essentielle Fettsäuren der Omega3gruppe und bestimmte Aminosäuren.

Enzyme, Polyphenole & Co.

Sobald durch die äußere Struktur einer Zelle eine Bakterie oder ein anderer attackierender Krankheitserreger eindringen konnte, verstärkt sie sofort ihre Wände und Membrane. Damit werden durch Einsperren die Bewegungsmöglichkeiten des Eindringlings, beziehungsweise die Ausweitung der Beschädigung eingeschränkt. Das Gleiche passiert bei einer Beschädigung ihrer Erbbestandteile. Dann werden als anti-mikrobiale Antwort in den Minikraftwerken der befallenen Zelle gezielt reaktive Sauerstoffmoleküle freigesetzt. Sollte es zu weitreichenden Zerstörungen der Zellsubstanz kommen, wird normalerweise ihr programmierter Tod in die Wege geleitet. Auf diese Weise kann durch die Selbsttötung von Zellen theoretisch sogar eine Krebsentstehung hemmen.

Auch eine gegen Krebszellen eingeleitete Röntgenbestrahlung wirkt immer gerade durch ihre zerstörerischen ROS.

Diese Apoptose genannte Selbsttötung einer von den Normen abweichenden Zelle wird durch innerzelluläre Befehle eingeleitet und ist eine von drei natürlichen Arten, eine beginnende Krebszelle abzutöten. Die beiden anderen körpereigenen Programme heißen Nekrose, bei der wesentliche Zellfunktionen ausfallen, und Autophagie, wenn die Zelle sich durch eine Art von Selbstkannibalismus von überflüssigen oder schädlichen Eiweißpartikelchen reinigt.

Grundsätzlich verkörpert ein Heer von unkontrollierbaren, aggressiven Sauerstoffmolekülen jedoch eine riesige Gefahr. Besonders stark sind die menschlichen Erbbestandteile, die DNA, durch ihre Angriffe gefährdet. Reaktive Sauerstoffmoleküle gelten sogar als die Hauptschuldigen bei den meisten Mutationen. Anti-oxidativ wirkende Polyphenole, spezielle Enzyme und weitere Anti-Krebssubstanzen aus der Pflanzenwelt können unter diesen Umständen vor größeren Schäden bewahren.

Die Teilungs-Geschwindigkeit von Zellen

In jeder Zeitspanne, die ein Wimpernschlag benötigt, geschehen in unserem Körper fast unfassbare Beispiel von Tod und Geburt.

Alle Augenblicke sterben Millionen Zellen. Sie tragen entweder nichts mehr bei und sind überflüssig. Oder sie sind irreparabel beschädigt oder außer Kontrolle, und es ist in jedem Fall besser, sie zu eliminieren.

Der geplante Zelltod, Apoptose genannt, lässt die Zelle schrumpfen, löst sie von den Nachbarn und zerteilt sie. Ein Reinigungsprozess beseitigt die Reste. Mit der Anleitung zu diesem natürlichen Selbsttötungsprogramm wird die Zelle bereits geboren. Für diese Entdeckung wurde erst 2002 der Medizin-Nobel-Preis verliehen: Ein Wurm namens Caenorhabditis elegans entwickelt 1.090 Zellen. Ehe er erwachsen wird, sind 131 davon schon wieder abgestorben.

Auch ein Signal von außerhalb der Zelle kann die Apoptose auslösen. Während einer Infektion kann die betroffene Zelle als Vorsichtsmaßnahme getötet werden, damit Virenpartikelchen nicht auf andere Zellen übergreifen. Aber einige Viren können diese Informationen, die zum Tod ihrer Wirtszelle führen würden, unterbrechen.

Es gibt auch ungeplanten Zelltod, die Nekrose, wie sie bei Herzinfarkt, bei Lungenentzündung geschieht, aber auch schon bei Frostschäden, bei Verletzungen oder durch Giftstoffe.

Parallel zur Apoptose entstehen aus Mitose, durch Zellkernteilung, neue Zellen, wenn genetisches Material durch Kopie auf zwei solcher Kleinstbestandteile verteilt wird – auf einen bestehenden und einen künftigen. Dafür sind komplizierte Signalfolgen vorgesehen, bei denen Botenstoffe, Hormone, Eiweiße und andere Wachstumsfaktoren entscheidend mitwirken. Auch Enzyme sind besonders wichtige Bestandteile dieser Aktionsschritte. Weil nach und nach neues Gewebe altes, uneffizientes ersetzt, bleibt der Organismus gesund.

Ein Ungleichgewicht zwischen Apoptose und Mitose hat verheerende Konsequenzen. Unverhältnismäßig großes Absterben wird zumindest für neurogenerative Erkrankungen wie Alzheimer und Parkinson verantwortlich gemacht. Zellkernteilung außer Kontrolle bedeutet Krebs.

Aus besonderen Ursachen übertrifft die Neubildung die Verlustrate, so etwa durch verstärkte Wundheilung bei Entzündungen.

Die Hauptschaltstellen für Erneuerung, Wachstum und Teilung sind spezielle Gene für diese Aufgaben, Kommunikationseiweiße.

Manches Mal geschehen dabei folgenschwere Fehler. Unter bestimmten Umständen dürfen durch Mutation gestörte, veränderte oder beschädigte Gene weiter funktionieren, genau so, als seien sie unbedenklich, normal. Dann wird eine Zellvermehrung außerhalb der vorgesehenen Kontrolle und Regulation zugelassen und gestartet. Dabei wird die aktuelle Beschädigung auf das Genom der Tochterzelle kopiert, die diese Mutation selbst nach einiger Zeit in einer unkontrollierten Teilung weitergeben wird und so fort.

Am Ende dieser Entwicklung ist Gewebe völlig anderer Art entstanden – bestehend aus Krebszellen.

Den Entstehungsprozessen neuer Zellen werden mehr und mehr Geheimnisse entrissen. Eine spektakuläre Nachricht kam im Juli 2014 aus der Ruhr-Universität Bochum und aus der Universität Münster, mitgeteilt vom „Journal of Investigative Dermatology": Riechrezeptoren der Haut reagieren auf Informationen aus ätherischen Ölen mit verstärkten Wachstumsanstrengungen der Zellen im benachbarten Gewebe.

Beispielsweise wird ein Wachstumsfaktor im Sandelholzöl direkt von Hautzellen wahrgenommen. Das geschieht dort über eigene Riechrezeptoren. Davon befinden sich zwar etwa 350 in der Nase, und dort besteht ihre Aufgabe darin, uns über die Umwelt zu informieren oder Erinnerungen zu wecken. Etwa 150 weitere Riechpunkte sitzen in übrigen Gewebearten des Körpers und dienen ganz anderen, nützlichen Zwecken. Sie können nach Aktivierung Hormon-Freisetzungen auslösen, zum Beispiel Serotonin, und helfen auch auf andere Weise bei der Regulierung biologischer Systeme.

In Zellen der Haut konnte durch Sandelholzöl, das seit mehr als 4.000 Jahren medizinisch eingesetzt wird, die Wundheilung nach Hautkratzern um etwa 50 Prozent beschleunigt werden.

Jeder Zellverband mit eigenem Teilungstempo

Der Organismus ist auf diese Art einer ständigen Erneuerung durch Zellteilung angewiesen. Die Neubildung von Geweben ist auch eine natürliche Antwort auf einen entsprechenden Bedarf, zum Beispiel bei der Wundheilung oder als Vergrößerung der Milchdrüsen während einer Schwangerschaft.

Die Herstellung eines zweiten Satzes der Erbinformationen, auch Buch des Lebens genannt, in einer Zelle dauert etwa 24 Stunden. Um dieses neue Genom herum entsteht die Tochterzelle. In den Nukleinsäuren DNA und RNA schwimmen die Prägungen für die nächste Zellgeneration, wobei die Erbinformationen instabil und verletzlich sind.

Jeder Zellverband hat sein eigenes Teilungstempo.

Zum Beispiel erneuern sich sämtliche Epithelzellen des Verdauungstrakts vollständig innerhalb von spätestens sieben Tagen, 50 mal im Jahr. Dieser Organkomplex hat bereits 3.000 Teilungen hinter sich, wenn das 60. Lebensjahr erreicht wird.

Am genauesten erforscht sind die Blutbestandteile. Ein Mikroliter Blut enthält fünf Millionen rote Blutkörperchen, mit einer Turn-Over-Spanne von 120 Tagen, 7.000 weiße Blutkörperchen, mit einer Überlebenszeit von nur vier bis fünf Tagen, und 300.000 Gerinnungsplättchen, die etwa zehn Tage leben.

Hartnäckig lange bestehen Fettzellen: acht Jahre.

Die Teilungsgeschwindigkeit der Zellen – langsamer oder schneller – bestimmt mit, wie stark sie durch bösartige Geschwulste gefährdet sind. Mit am langsamsten verlaufen diese Prozesse im Herzmuskel. Lange galt als Dogma, dass seine Zellen sich überhaupt nie ersetzen, weil sich nach einem Infarkt Vernarbungen bilden statt Ersatzgewebe. Deshalb ist der Herzmuskel nie Entstehungsort einer Krebserkrankung. Erst Studien seit dem Jahre 2009 erbrachten überraschende Erkenntnisse. In einer wird vermutet, dass sich im Alter von 25 Jahren innerhalb eines Jahres immerhin ein Prozent der Herzmuskelzellen erneuert, was sich im weiteren Verlauf auf etwa ein halbes Prozent reduziert. Andere nennen bis zu sieben Prozent Erneuerung jährlich, bei größerem Tempo im weiblichen Herz.

Jede Teilung kann durch Wachstumsfaktoren beschleunigt werden. In einigen Laborkulturen werden beängstigende Geschwindigkeiten beobachtet, wobei einzelne Tumorzellen eine komplette Teilung in weniger als 20 Stunden vollenden.

Diese Prozesse aus unterschiedlichen Wachstumsimpulsen können auch durch Botenstoffe wie das Wachstumshormon HGH (human growth hormone) herbeigeführt werden.

Immer handelt es sich um Zellteilungen mit Vermehrung, während zum Beispiel Muskeltraining nur Zellvergrößerungen bewirkt.

Verteidigungssysteme

Die mit natürlichen Ursachen erklärbaren stärkeren Gewebeneubildungen sind völlig normal, und diese aus Teilung entstehenden Zellen unterliegen in der Regel erfolgreich den strengen Kontrollmechanismen.

Aber auch konkrete Krankheiten und im chronobiologischen Sinne nicht zeitgemäße Hormonbefehle animieren eine Gewebevermehrung.

Zum Beispiel überbringen die Botenstoffe der Östrogene nach der Menopause, obwohl die Phase der Fruchtbarkeit abgeschlossen ist, weiterhin verstärkt Wachstumssignale in hormonsensible Gewebe, etwa in die Brust. Daraus resultieren verstärkte Zellteilungen ohne eigentliches Ziel. Sie erklären ein in dieser Lebensphase erhöhtes Krebsrisiko der Frau.

Hier greifen bestimmte pflanzliche Substanzen, etwa Isoflavone aus der Sojabohne oder aus dem Roten Klee, mit mildhormonellen Wirkungen regulierend ein.

Solche Korrektureffekte sind keineswegs auf weibliche Organe beschränkt. In der Zeitschrift „Cancer Prävention Research", deren Motto lautet "Die vorderste Front der Krebsverhütung", berichteten Ernährungsforscher der Universität von Illinois im April 2014 über schützende Effekte von Soja und Tomaten im Futter von Mäusen. Während alle beobachteten Tiere mit Zellen von besonders aggressivem Prostatakrebs infiziert wurden, erkrankten nur 45 Prozent tatsächlich. Bei einer Kontrollgruppe mit normalem Futter ohne diese pflanzliche Ergänzung entkam kein einziger Nager dem vorgegebenen Schicksal.

Bei den Vervielfältigungen durch Teilung kommt es wiederholt zu einzelnen Störungen. Sowohl durch veränderte Bedingungen innerhalb der Zelle, die das verursachen oder zulassen, als auch ebenso durch schädigende Stoffe von außen. Die häufigste Form der Beschädigung sind Einwirkungen auf ihre instabilen Nukleinsäuren. Solche Mutationen geschehen permanent schon durch den Stoffwechsel, etwa 20.000mal im Laufe eines Tages in jeder Zelle, mehrere hundert Billiarden Mal im gesamten Organismus.

Fehlprogrammierte Zellen werden unbeständig und ihre beschädigten Erbsubstanzen werden zur Belastung für das benachbarte Gewebe, denn sie senden krankmachende Substanzen und Informationen aus. Sie sollten von den Abwehrkräften eliminiert werden oder sich selbst zerstören.

Deshalb entwickelten die einzelnen Zellverbände im Zuge der Evolution Systeme, um solche Auffälligkeiten zügig zu entdecken und um Einzelaktionen zu beenden. Dabei kann der jeweilige kritische Baubestandteil in den Greisenzustand der zellulären Seneszenz versetzt, was für eine Zelle das biologische Aus bedeutet, da in ihr jedes Wachstum stoppt.

Die Verschärfung, eine Einleitung der programmierten Selbsttötung, ist ebenfalls ein wirksamer Antikrebsmechanismus.

Sobald unter solchen Gegebenheiten die Notwendigkeit einer Korrektur der Zellentwicklung signalisiert wird, wird ein höchst kompliziertes Abwehrsystem mit etwa 100 Hormonen aktiviert. Weitere beteiligte Substanzen werden aus der Leber, aus dem Knochenmark, aus der Milz, aus der Thymusdrüse und aus der Haut beigesteuert.

In zahllosen Depots im Körper werden die für Unterstützung und Hemmung biochemischer Vorgänge notwendigen Wirkstoffe gespeichert, vorausgesetzt, sie sind in Form von Mikronährstoffen im Nahrungsangebot enthalten.

In den gleichen Lagerplätzen können jedoch auch Schadstoffe, Umweltgifte und Stoffwechselabfälle eingelagert werden. Viele gelten als Karzinogene und können über die gleichen Signalkaskaden wie natürliche Wachstumsfaktoren direkt zu Zellveränderungen führen.

Mutationen werden bereits von kleinsten Mengen bewirkt, so dass es keinen Schwellenwert gibt, unter dem eine Gefahr nicht besteht.

Beschädigungen, Auffälligkeiten werden in der Regel ausgeglichen oder repariert. Aber es gibt Ausreißer. Defekte an einer Zelle können von der Immunabwehr über große Zeiträume übersehen werden.

Das ist der Augenblick, in dem folgenschwere Wiederholungen durch so genannte Fehlkopien der in der Desoxyribonukleinsäure gespeicherten genetischen Moleküle in ganz bestimmten, aber relativ wenigen der fast 30.000 Gene denkbar werden.

Eine Reihe wurde nämlich ganz konkret mit Krebs in Verbindung gebracht. Insgesamt 342 Gene in Körperzellen und 70 in Stammzellen wurden bisher identifiziert. Das bedeutet: Nur etwa 1,4 Prozent unserer Gene können Mittäter bei einer Krebsentstehung werden. Sie sind in allen Zellen vorhanden.

Zu dem dann drohenden Amoklauf ist deshalb unter für sie günstigen und für den Organismus ungünstigen Voraussetzungen jede einzelne unserer Zellen fähig, sobald sie mit einer geänderten Ausrichtung in die enge Gemeinschaft ihres Zellverbandes hineingeboren wurde.

Unkontrollierbares Zellwachstum bedroht den Menschen von frühester Kindheit an, durch alle seine Erwachsenenphasen hindurch und immer stärker im späten Alter. Alle Erkenntnisse lassen wenig Spielraum für Zweifel: Je älter wir werden, umso wahrscheinlicher werden in unserem Körper einzelne Zellen ohne Rücksicht gegenüber ihrem Umfeld zu einer eigensinnigen Lebensweise befähigt.

Neunzig Prozent der Krebsbildungen entstehen in den Deckgeweben. Sie bilden mehrlagig die äußeren Oberflächen der Haut und anderer Organe oder die inneren Oberflächen in Hohlräumen, etwa in der Blase, in der Prostata und in der Brust. Diese Gewebearten heißen Epithel, nach griechisch epi-, für darauf.

Diese Zellgemeinschaften erneuern sich kontinuierlich und schnell und werden stark von Hormonen beeinflusst, oft auch ungünstig – das macht sie zu potentiellen Krebsopfern.

Nur ein restlicher Anteil von etwa zehn Prozent an Krebszellen entsteht im Blut und in den Knochen.

Krebs ist ein Altersrisiko, jedoch nicht alle Organe sind gleichzeitig gleichermaßen bedroht. In der Kindheit häufen sich beispielsweise Krebserkrankungen in Zellbereichen, die sich im frühen Leben stark teilen und später weniger, beispielsweise im Gehirn. Tumorerkrankungen im Erwachsenenalter betreffen eher andere Gewebe.

Gefährliche Teamarbeit

Die für unser Überleben gefährlichsten und unbedingt zu verhindernden Mutationen betreffen generell zwei Klassen von Genen, die Vorstufen, Protoonkogene genannt, und die Tumorsuppressorgene. Es sind spezielle Eiweiße, die in einer gesunden Zelle sowohl als Wachstumsimpulse wie auch als Stoppsignale für einen kontrollierten Ausgleich sorgen.

Ein Protoonkogen ist ein normaler Erbfaktor zur Förderung von Wachstum und Teilung. Er steuert bestimmte Funktionen entlang der dafür vorgesehenen Signalwege bei.

Tumorsuppressorgene sind ebenfalls wichtige Komponenten in der Durchführung des Zellzyklus. Sie sind die Wachstumspolizei und werden durch ausufernden Stress oder durch Schäden an den Erbbestandteilen aktiviert. In einem solchen Alarmfall stoppen sie als eine Möglichkeit durch Gen-Arrest die Teilung, damit nicht Fehler oder Mutationen an die nächste Generation weitergegeben werden.

Denn Zellen, die sich jetzt trotz Beschädigung teilen, starten eine sich selbst verstärkende Entwicklung, weil Desoxyribonukleinsäure die nächste Mutation verursacht.

Eine andere Polizeimaßnahme dieser Tumorsuppressorgene besteht darin, die Selbst-Tötung einer kranken Zelle einzuleiten.

Die Weichenstellung in Richtung Tumor-Entstehung beginnt in einer normalen Zelle ausschließlich durch ihre gleichzeitige Abänderung unter Mitwirkung von Protoonkogenen und Tumorsuppressorgenen.

Eine Information zur Beruhigung: Allein dass ein Protoonkogen durch schädliche Einwirkungen zum Onkogen wird, genügt jedoch nicht, um unser Schutzsystem auszuhebeln. Das bedarf eines Doppelgaus! Nur sobald in derselben Zelle beim Kopieren der Erbbestandteile für die nächste Generation gleichzeitig sowohl Baupläne von Protoonkogenen instabil und auch Befehlskaskaden von Tumorsuppressorgenen deaktiviert werden, wird der Weg zu Krebs eingeschlagen. Und zwar erst nach der Anhäufung von wiederholten Schäden an beiden Arten in einem Umfang, der die Kontrollmechanismen für den Zellzyklus wirksam außer Kraft setzt.

Sobald jedoch genug Protoonkogene manipuliert und Tumorsuppressorgene geblockt wurden, kann auch eine beschädigte Zelle alle Sperren überwinden und sich teilen.

Wege der Hoffnung

Die von diesen veränderten Genen beherrschte Zelle verhält sich nicht mehr wie ein fügsames Mitglied der Gemeinschaft und entwickelt nach und nach Eigenschaften einer Krebszelle. Sie ist jetzt bereits im Stande, das härteste Urteil zu vermeiden, die Selbsttötung.

Die Prozesse ihrer Umwandlung werden sich in der Regel über Jahre hinziehen, nicht selten über 20 und mehr. Das resultiert durch zahllose in Abständen aufeinanderfolgende Teilungen in einer unaufhaltsamen Vermehrung solcher Zellen, die sich jetzt bereits deutlich schon von gesunden unterscheiden.

Beobachtet wird dann eine doppelte Eigenentwicklung zum Amoklauf nach egoistischen Gesetzen: Einerseits erzeugt eine Zelle außerhalb der Regulation eigene Wachstumsimpulse und andrerseits reagiert sie nicht auf Stopp-Zeichen. Beides ist nur möglich, weil bestimmte Faktoren verstärkt und andere abgeschwächt werden.

Wie alle Gene agieren auch die beiden für eine Krebsverhütung so entscheidenden Arten über diverse Eiweiße entlang von speziellen Signalwegen. Diese Informationsübertragungssysteme werden Pathways genannt.

In unserem Kampf gegen Krebs sind das die Wege der Hoffnung.

An speziellen Kreuzungspunkten dieser Informationsketten befinden sich Kontaktstellen, an denen pflanzliche Moleküle andocken können. Das ermöglicht dort ausgewählten Phytochemikalien ganz bedeutende Effekte. Einerseits können sie die Funktionalität der Signalwege der Wachstumspolizei schützen und ihre Unterbrechung erschweren und andrerseits können sie verhindern, dass aus der instabilen Vorstufe Protoonkogen ungehindert Onkogenen werden.

So verkörpern Polyphenole, Flavonoide und zahllose weitere Antikrebsphytostoffe die immense Chance, in unserem Körper genauso wie in der Pflanzenwelt jede Abweichung von einem normalen Entwicklungs-Pfad im Keim zu unterbinden und selbst im weiteren Verlauf eine begonnene Krebsentwicklung zu hemmen oder umzukehren.

Diese Möglichkeiten sind ebenso vielfältig wie leider andrerseits die Prozesse, mit denen wir meist unbewusst unsere eigenen Schutzsysteme schwächen oder überfordern.

Ob und in welchem Ausmaß durch pflanzliche Mikronährstoffe der Schutz vor Schädigungen der Erbbestandteile gelingt, hängt nämlich sehr stark auch von Faktoren unseres Lebensstils ab, und zwar über die Frage hinaus, wie wir uns ernähren.

Ein Beispiel: Allein zur Entgiftung hat die Evolution den Organismus des Menschen mit einem umfangreichen Satz an wirksamen Enzymen ausgestattet. Unsere Enzyme bekämpfen nicht nur oxidativen Stress und befreien uns nicht nur von Umweltgiften oder problematischen Nahrungszusätzen, sondern werden auch beim Abbau von Substanzen in Medikamenten, Alkohol und Drogen gebraucht - bei einer Überlastung dort fehlen sie an den ursprünglichen Schutzfronten.

Auch Ernährung ohne die nötigen wertvollen Substanzen ist ein Problem, das wir unseren für die essentiellen Entgiftungsprozesse vorgesehenen Organen wie Leber und Haut ersparen sollten. Das trifft vor allem auf solche Nahrungsmittel zu, die mit hohem Kaloriengehalt und einem hohen Anteil von für die Industrie veränderten Fetten, an Zucker und an tierischem Eiweiß den Stoffwechsel aufs Höchste strapazieren. Vor allem prozessierte Lebensmittel enthalten die pro-entzündlichen Fettsäuren.

Schlimm ist auch Stoffwechselstress für den Organismus, wenn wir ohne Abstimmung mit unseren inneren Uhren nicht nur das Falsche essen, sondern auch noch zur falschen Zeit.

Tochterzellen mit Genschaden

Auch an die folgenden Generationen werden bestehende Schäden an der DNA wieder und wieder vererbt. Jede Tochterzelle mit Gendefekt startet bereits ihren Lebenslauf mit einer unstabilen Desoxyribonukleinsäure und kopiert diese Vorbelastung an die folgende Generation. Eine genetisch beschädigte und unphysiologisch agierende Zelle verhält sich nicht länger wie eine gesunde. Sie beginnt, der späteren Krebszelle zu ähneln.

Damit vervielfältigt sich besonders das Risiko, dass nach und nach die für eine Krebshemmung verantwortlichen Gene immer stärker ebenfalls mutieren, so dass sie ihre schützenden Funktionen immer weniger erfüllen.

In der Folge entsteht unkontrolliertes, noch gutartiges Gewebe. Es ist eine Vorstufe, die begrenzt wächst und deren Zellen nicht ausstreuen.

Doch die Risiken steigen, dass weitere Mutationen schließlich ein wirklich bösartiges Geschehen erlauben.

Mit Beschädigungen der DNA startet fast jede Replikation einer Zelle, die später zur Bedrohung wird. Forscher konnten beobachten, dass dazu ein Mangel an bestimmten Grundbausteinen unserer Erbsubstanz, also der Desoxyribonukleinsäure, DNA, und der Ribonukleinsäure, RNA, beiträgt. Die wichtigsten heißen Nukleotide. Das ist eine Gruppe von Nahrungsmolekülen, von denen die allermeisten noch nie gehört haben.

Jede einzelne Zelle benötigt für einen Teilungsvorgang allein geschätzte drei Milliarden Nukleotidmoleküle. Sie können fast aus allen Nahrungsbestandteilen umgebaut werden, reichlich jedoch aus Hühnerleber, Lachs, und Sardinen, entstehen aber auch durch Recycling aus alten Zellen. Dieser Aufwand ist schon für den gesunden Körper beträchtlich und setzt eine Ernährung mit wertvollen Bausteinen voraus.

In einer neu geformten Tochterzelle mit Kopierfehlern ist meistens die Versorgung an Nukleotiden unterdurchschnittlich. Vor allem die Farbteilchen, die Chromosomen, werden instabil, das ist das Gefährliche. Im Krankheitsfall, zur Regulierung nach dem Start einer Zelle mit gestörter Programmierung, für Reparaturprozesse und Heilung, ebenso wie unter

Stress und zur Infektionsabwehr wird eine vermehrte Zellneubildung unter streng kontrollierten Umständen gebraucht, die nur bei optimaler Verfügbarkeit von Nukleotiden gewährleistet ist. Zumal aus diesen Nukleotiden auch die Grundlagen für Enzyme, die für chemische Prozesse unersetzlich sind, und unserer Abwehrzellen gebildet werden.

Im Institut für Lebenswissenschaften der Hebräischen Universität Jerusalem in Israel stabilisierten Krebsforscher durch von außen ergänzend zugeführte Nukleotide die Chromosomen von eben entstehenden Krebszellen und verringerten entschieden die Intensität der Entwicklung in Richtung Krebs in den folgenden Wachstumsschritten.

Verbannung oder Todesstrafe

Wenn es um den Umgang mit bedrohlichen Elementen geht, sind im Organismus Ähnlichkeiten zu früheren Gesellschaften auszumachen. Auch der Körper wehrt sich mit Verbannung oder Todesstrafe.

Die Oberflächen der meisten Organe können beschädigte oder auf andere Weise auffällige Zellen noch vor Ablauf ihrer Lebensspanne in den Vorstadien von Erkrankungen stilllegen, durch zelluläre Seneszenz. Die normalerweise daraus resultierenden Phänomene lassen sich häufig erkennen: Abbau, Verlust an Zellen, Schrumpfen innerer Organe, Abnahme von Funktionen. Gleichzeitig werden im alternden Körper umgekehrt die Prozesse eines vorgesehenen Wachstumsstopps weniger gesteuert. Das bedeutet: Andersgeartete Zellen entziehen sich einem Vorruhestand und gedeihen weiter, und je zahlreicher sie werden, umso mehr tragen sie zu anderen degenerativen Veränderungen im Laufe des Lebens bei: Durch Gewebezunahme drohen entweder alterstypische degenerative Krankheiten wie beispielsweise die benigne Prostatavergrößerung, und im schlimmsten Fall sogar eine Vermehrung unkontrolliert agierender Zellen, die besser längst eliminiert oder zerstört sein sollten.

Mit anderen Worten: Die Gesetze der Seneszenz hemmen und fördern eine Krebsentwicklung.

Mutationen bis zur Selbstverwirklichung

Auf der einen Seite verfügen Gewebe über die Selbsttötung zur Abwehr einer Gefahr und auf der anderen über die immens wichtige Freiheit, sich auf eine Mutation einzulassen. Ohne unsere Fähigkeit zur Entwicklung, zur Anpassung hätte die Menschheit nicht überleben können. Deshalb gibt es Ausnahmen und wird es immer geben, in denen einer bestimmte Zelle viel mehr Rechte gewährt werden als ihren Nachbarn: mehr Energie, mehr Lebenskraft, mehr Sauerstoff.

Unter solchen idealen Bedingungen für eine Zelle droht ihre grenzenlose Selbstverwirklichung. Darin lauert die größte Gefahr. Denn das ermöglicht es ihr, weitgehend unabhängig vom Rest des Körpers zu gedeihen.

Diese Durchlässigkeit wird der Mensch auch in Zukunft zulassen.

Auf den Punkt gebracht: Es erscheint demzufolge als unvermeidlich, dass bei den vielfachen Teilungen pro Zelle im Laufe des Lebens von den Kontrollsystemen solche gefährlichen Individualentwicklungen zugelassen werden und sich wiederholen und wiederholen.

Das funktioniert auch ohne die als Krebs auslösenden und fördernden Umweltgifte gekennzeichneten Substanzen. Nur ein geringer Prozentsatz der Krebsfälle kann ihnen angelastet werden, was im Umkehrschluss bedeutet: Auch strengere gesetzliche Regulierungen werden das Risiko Krebs nicht entscheidend reduzieren. Das kann nur der Organismus selbst.

Genau diese Selbsthilfe wird ihm durch falsche Ernährung erschwert.

Krebsrisiko durch Fructose

Letzte Zweifel beseitigten bis in die jüngste Zeit wegweisende Studien.

Die Nachrichtenagentur Reuters meldete schon im August 2010: „Krebszellen schlürfen Fructose“ (Cancer Cells Slurp Up Fructose), und Endokrinologen der University of California vertieften diese Warnungen im September 2011 in einer Veröffentlichung mit der Überschrift „Raffinierte Fructose und Krebs“ (Refined fructose and cancer). Übereinstimmend heißt es: Kalorienüberfluss, einschließlich zunehmender Aufnahme von raffinierten Kohlenhydraten, steht in Verbindung mit höherem Krebsrisiko.

Unter raffinierten Kohlenhydraten nimmt eine bestimmte, bei der Nahrungsmittelherstellung hinzugefügte Zuckerart, das Monosaccharid Fructose, eine gefährliche Rolle ein. Typische Warnungen erwähnen in erster Linie eine Diabetesgefahr (Quelle: „Added fructose is a principal driver of type 2 diabetes“, Mayo Clinic 2015) – doch von der Zuckerkrankheit führt eine direkte Verbindung zu erhöhten Krebsrisiken. Deshalb richtet sich der Fokus zahlloser wissenschaftlicher Arbeiten auf den Zusammenhang von raffiniertem Zucker in der Ernährung mit diesen Gefahren. Millionen Menschen haben davon keine Ahnung und unterschätzen sie.

Wie erläutert, entscheiden sich die meisten Arten von Krebszellen grundsätzlich für die Energiegewinnung durch Vergärung von Zucker, also von Kohlenhydraten, und nicht durch Oxidation, und sie profitieren auch weniger von Eiweißen und Fetten. Besonders kritische Beachtung verdient deshalb Fructose. Jüngste Erkenntnisse weisen darauf hin, dass Krebszellen gierigst gerade diese Zuckerversion nutzen, um sich die Energie für die Teilung und Vermehrung zu verschaffen, und dass sie bevorzugt Fructose einsetzen, um die Erbbestandteile einer Zelle zu verändern.

Krebsabwehr durch die Einschränkung gesüßter Getränke

Wissenschaftler haben beispielsweise aus Daten der umfangreichen Iowa Women's Health Study einen fast alltäglich drohenden Risikofaktor ermittelt: Getränke, die nicht mit Haushaltszucker, sondern mit anderen, von der Industrie bevorzugten Süßungsarten geschmacklich präpariert werden (Quelle: Maki Inoue-Choi, University of Minnesota School of Public Health, Minnesota, USA). Das Team studierte die Angaben von Frauen im Alter von 55 bis 69 Jahren zwischen 1986 und 2010. Sie betrafen unter anderem ihren Lebensstil, ihre medizinische Vergangenheit und die Häufigkeit des Verzehrs oder Genusses von zur Auswahl stehenden 127 Nahrungsmitteln inklusive Getränken jeder Art. Die Angaben reichten von „niemals oder weniger als einmal im Monat" bis „sechs oder mehr pro Tag."

Zu den zuckergesüßten Getränken gehörten auch diverse Arten von Fruchtsäften.

Die abschließende Analyse betraf 23.039 weibliche Testpersonen im Durchschnittsalter von 61,6 Jahren jeweils zu Beginn der Sammlung ihrer biologischen Daten.

Im überwachten Zeitraum wurde bei 506 Frauen eine bestimmte hormonabhängige Krebserkrankung in der Gebärmutter diagnostiziert.

Bei ihrer Auswertung kamen die Wissenschaftler zu dem Schluss, dass die Wahrscheinlichkeit einer solchen Krebsentstehung stetig und signifikant mit dem selbstberichteten wöchentlichen Genuss von zuckerhaltigen Getränken angestiegen war, deutlich erkennbar bereits ab vier solcher Drinks pro Woche. Vor allem das Süßungsmittel Fructose wurde neben Rohrzucker, Rübenzucker und Saccharose angeführt. Als weitere Risikofaktoren wurden neben anderen ein höherer Body-Mass-Index und eine Diabetesvergangenheit eruiert.

Keine Auffälligkeit lieferten ungesüßte Getränke beziehungsweise der Verzehr von Süßigkeiten oder süßen Backwaren, die in der Regel nicht jene Form von konzentriertem Fruchtsirup enthalten, die in Getränken bevorzugt eingesetzt werden.

Die Wissenschaftler tischten keine Erklärung auf, vermuteten jedoch angesichts der auffälligen Zusammenhänge auch von Fettsucht und Krebs, dass die genannten Getränke im negativen Sinne die Insulinproduktion beeinflussen. Das Bauchspeicheldrüsenhormon ist auf Vermehrung ausgerichtet und gilt bei bestehender Krebsgefahr als heimtückischer Wachstumsfaktor.

Studien decken seit mehreren Jahren unterschiedliche Mechanismen auf, in denen Fructose vermutlich zu Krebswachstum beiträgt – durch die Vergärung im Energiestoffwechsel der Tumorzellen, durch Förderung entzündlicher Prozesse, durch Vermehrung aggressiver Sauerstoffradikale und durch Beschädigungen der DNA.

In den Augen der Wissenschaftler kann an der Bedeutung dieser Warnungen nicht gezweifelt werden, (wörtlich) "berücksichtigt man das häufige Vorkommen von Fructose in den Nahrungsmitteln."

Tatsächlich zeigte in erstmals in der Fachzeitschrift „Cancer Research" veröffentlichtes Forschungsergebnis, dass sich Krebszellen mit raffinierter, industriell hergestellter und hinzugefügter Fructose sehr viel schneller teilen und ausbreiten als mit Haushaltszucker, der sowohl aus Glukose und aus Fructose besteht.

Zwar ist unbestritten, dass Zellen mit Ausrichtung in eine unkontrollierte Entwicklung auch mit Glukose gedeihen. Sie besitzen jedoch einen speziellen Rezeptor für Fructose, und ihr Prinzip, daraus Energie zu gewinnen, unterscheidet sich stark von der Nutzung gewöhnlichen Zuckers.

Das hat schwere Folgen. Durch Energien aus Fructose erzielen sie eine Ausbreitung, die mit keiner anderen Ernährungsart erreicht werden kann.

Bereits davor war den Wissenschaftlern am Beispiel Bauchspeicheldrüse bewusst, dass schon die Wahrscheinlichkeit der Entstehung einer Krebserkrankung stark von der Menge der dort zu bewältigenden Fructosemoleküle abhängt.

Auf der Zunge bereiten Glukose und Fructose wenig Unterschiede – beide sind süß. Die Gefährlichkeit wird erst bewusst, wenn die Verarbeitung der beiden Zuckergruppen im Zuge des Stoffwechsels unter die Lupe genommen wird.

Mit Glukose verhält es sich, wie es von einer Nährsubstanz erwartet wird: Diese Zuckerart erscheint im Blut, das Bauchspeicheldrüsenhormon Insulin unterstützt ihre Aufnahme in die Gewebe, und tatsächlich spielen die Zellen dabei im großen Umfang mit, im Gehirn, in den Muskeln und auch noch im Fettgewebe.

Auch Fructose wird im Blut angeboten, doch nach jüngsten Schätzungen beträgt der Anteil ihrer direkten Absorption durch Zellen nur etwa zehn Prozent. Der allergrößte Teil bleibt übrig und muss – um doch noch als Reserve-Energie bewahrt zu werden - von der Leber verarbeitet werden. Sie ist neben den Nieren unsere Entgiftungszentrale, und das beweist bereits, wie belastend ein hohes Angebot an Fructose schon für einen gesunden Organismus werden kann.

Wissenschaftler vergleichen den Fructoseverzehr mit dem Konsum von Alkohol - ebenfalls eine Zuckerart - ohne Rausch. Tatsächlich kann auf diese Weise auch bei Nichttrinkern eine Fettleber entstehen, und auch der Harnsäurepegel im Blut wird ansteigen, eine Vorstufe von Gicht und Herzproblemen.

Aus diesen Gründen müsste die Nahrungsmittelindustrie mit dem Einsatz von Fructose verantwortlich umgehen. In den Augen vieler Kritiker ist genau das Gegenteil der Fall. Und wenn sie sagen: „Die wichtigste Frage ist, wann sich die Lebensmittelindustrie für ihre Sünden entschuldigen wird“, denken sie auch an die Haltung der Gesundheitspolitik zur industriell genutzten Fructose.

Diese hinzugefügte Zuckerart wird auf breiter Front zur Geschmackverbesserung und damit zur Umsatzsteigerung eingesetzt, auch da, wo man sie nicht vermutet, häufig etwa im Brot. Hauptsächlich findet sich Fructose in Getränken der Kategorie Softdrinks und in Fertiggerichten, Suppen, Fertigsoßen, Wurst, Süßigkeiten und Konserven. Eigentlich verschärfen sie fast für jeden das ohnedies schon übermäßig starke Zuckerproblem. Der Produktentwickler im Nahrungsmittelsegment Sebastian Lege mit seinen TV-Sendungen über Tricks der Nahrungsindustrie und

Fitnesszeitschriften verblüffen immer wieder mit dem Zuckeranteilan beliebten Nahrungsmitteln: Ketchup ist mit 22 Würfeln süßer als Cola, Gewürzgurken kommen mit vier Würfeln aus, eine Flasche Multivitaminnektar enthält bis zu 35 Würfel, eine Packung gezuckerte Cornflakes bringt es möglicherweise auf 66 Würfel, und die vermeintlich gesunde Dosenananas schwimmt in Zuckerwasser von 30 Würfeln. Auch die Rotkohlkonserve (25 Stück Zucker) und die 0,2-Liter Piccoloflasche Sekt (sieben Stück) sind keinesfalls unproblematisch.

Auch vermeintlich gesunde Fruchtsäfte oder getrocknete Leckerbissen wie die ursprünglich säuerlichherben Cranberrys sind oft unterschätzte Lieferanten dieser Süßungschemikalie.

Die politischen Strukturen tragen ebenfalls dazu bei, dass der süßen Seuche fast nicht zu entkommen ist. Fructose ist etwa zweieinhalb Mal süßer als Haushaltszucker und sehr viel billiger. Eine Hauptquelle ist der aus extrem subventioniertem Mais sehr kostengünstig hergestellte Fructoseglucosesirup. Die internationale Abkürzung HFCS-90 für High Fructose Corn Syrup betont seine hohe Süßkraft durch 90 Prozent Fructosegehalt.

Seit langer Zeit diskutieren Gesundheitspolitiker sehr kontrovers in den westlichen Nationen die Frage, ob die in sehr vielen Lebensmitteln versteckten Fructosebeimengungen für die Übergewichtsepidemien verantwortlich gemacht werden können. Nach Ansicht der Weltgesundheitsorganisation WHO soll hinzugefügte Fructose nicht mehr als zehn Prozent der täglichen Kalorienaufnahme überschreiten. Viele nationale Empfehlungen unterscheiden nicht zwischen den einzelnen Süßungsarten und geben nur pauschal vor: bis zu 25 Prozent Kalorien täglich aus Zucker. Damit lassen sie jede Verantwortung für die Gesundheit der Bürger außer Acht, denn es geht längst nicht mehr um Fettsucht. Die viel größeren Gefahren lauern in den Krankheitsfolgen von Fructoseschäden wie Diabetes, Herzkrankheiten oder Krebs.

Da es als aussichtslos erscheint, durch Regulation die Sirupgefahr in Getränken und industriell hergestellten Nahrungsmitteln einzudämmen, bleibt den Forschern nur die Empfehlung an alle Verbraucher, Fructose-Corn-Sirup, beziehungsweise HFCS-90 möglichst aus der Nahrungskette zu eliminieren.

Auch bei Obst lohnt sich ein zweiter Blick. Süße Sorten verdanken ihren Geschmack der eigenen Fructose, die jedoch viel weniger problematisch ist als die Nachahmer-Süße der Industrie. Neuere Sorten von Äpfeln, Birnen, Mangos und Melonen sind Konsumentenberatern zufolge für mehr Süße mit Fructose hochgezüchtet.

Ihr Verzehr ab Mitte des Nachmittags wird nicht ermuntert.

Der Lehrstuhl für Ernährungsmedizin an der Technischen Universität München hat eine Empfehlungsliste für Obst und Gemüsen erarbeitet, deren Süße zu einem vernünftigen Teil auch aus verträglicher Glukose stammt. Darunter finden sich mit ausgesprochen niedrigem Fructoseanteil die Aprikose und als abschreckende Vertreter Feigen und Datteln mit der im Vergleich zur Glukose fast 300fachen Menge an Fructose! Ein günstiges Verhältnis der beiden Zuckerarten zeichnet die Pflaume und die Mandarine aus, während Weintrauben, Kirschen, Bananen, Kiwi, Äpfel und Birnen deutlich mehr Fructose aufweisen. Wahre Bomben sind die unauffälligen Rosinen. Aber Honig hält den Spitzenwert von fast 40 Gramm Fructose pro 100 Gramm.

Umso gesünder sind unsere Gemüsesorten mit zu Null tendierender Fructosebeladung: Rhabarber, Möhre, Radieschen, Mais, Spinat, Zwiebel, Weißkohl, Kartoffeln, Blumenkohl, Chinakohl, Fenchel, Wirsing, Paprikaschote, Feldsalat, Rotkohl, Aubergine, Pfifferlinge, Steinpilze und Sojabohne.

Es ist vielleicht kein Zufall, dass einige von ihnen viele anti-kanzerogene Moleküle besitzen.

Metabolisches Syndrom und Männerkrebs

Am engsten erforscht sind kritische Zusammenhänge zwischen Prostatakrebs und einer hohen Zufuhr von Kohlenhydraten. Ins Visier gerät das Metabolische Syndrom. Dieser Begriff beschreibt eine Gruppe von Hauptfaktoren, die häufig zu Herzerkrankungen, Zuckerkrankheit, Diabetes und Schlaganfall führen. Besorgnis erregende Kriterien sind hohes Übergewicht, Bluthochdruck, chronisch erhöhte Blutzuckerspiegel, hohe Werte der Blutfetttriglyzeride und zu wenige HDL-Cholesterinmoleküle.

Über einen mysteriösen Mechanismus erhöhen bei erwachsenen Männern schon zwei solcher Gesundheitsbelastungen aus dem Metabolischen Syndrom die Wahrscheinlichkeit einer Prostatakrebserkrankung um 35 Prozent. Drei bis vier solcher Auffälligkeiten signalisieren einen Risikoanstieg bis fast auf das Doppelte. Einen großen Unterschied machte dabei in einer Studie der Duke University School of Medicine in Durham (North Carolina, USA) die Art der verzehrten Kohlenhydrate. Vollkornprodukte und Lebensmittel mit einem hohen Anteil an so genannten Ballaststoffen erwiesen sich als effektiver im Schutz vor einer Krebserkrankung. Bei 430 ehemaligen Angehörigen der amerikanischen Streitkräfte im VA Hospital in Durham (North Carolina, USA) war der Anteil von an Krebs Erkrankten deutlich höher bei jenen, die für gewöhnlich große Mengen von einfachen Kohlenhydraten mit hohem glykämischen Index verzehrten, etwa Essen mit weißem Mehl oder Zucker. Vermutet wird ein ungünstiger Effekt von großen Blutzuckerschwankungen und Insulin-Ausschüttungen auf das wichtigste männliche Sexualhormon, Testosteron.

Männer mit Übergewicht, Blutfetten und gefährlichem Blutdruck engagieren sich eher in ungesunden Verhaltensweisen. Wurde bei ihnen aus berechtigter Sorge häufiger und früher getestet, ob eine Prostatakrebserkrankung vorliegt? Fand man deshalb insgesamt mehr Befunde für bösartige Prozesse bei Dicken, weil Normalgewichtige weniger untersucht wurden? Oder sind die Probleme wirklich auf ihren Lebensstil und auf schlechte Versorgung mit Mikronährstoffen zurückzuführen?

Erhöhtes Risiko durch Diabetes

Ein vielleicht noch am ehesten verständliches Beispiel ist der Zusammenhang zwischen der Stoffwechselstörung Diabetes und einem erhöhten Todesrisiko, sobald es bei einer Person mit Zuckerkrankheit auch zu einer Entstehung von Krebs kommt. Am deutlichsten ist diese Gefahr bei jenen Personen, deren gestörter Blutzuckerstoffwechsel durch Insulinzufuhr behandelt wird.

Forscher am dänischen Diabeteszentrum und an der Universität Kopenhagen analysierten für eine Studie (Quelle: „Diabetologia", März 2014) die Daten von 426.129 an Krebs erkrankten Menschen. Bei jedem Zehnten, bei 42.205, war zuvor auch schon Diabetes diagnostiziert worden.

Während einer Beobachtungszeit von neun Jahren verstarben an ihrem Krebsleiden in der Zuckerkrankheitspatientengruppe relativ mehr Menschen im Vergleich zu jenen anderen 90 Prozent mit normalen Blutzuckerwerten. Am deutlichsten war die Differenz bei jenen, wo offensichtlich im Rahmen der Diabetestherapie durch eine den Bedarf übersteigende Insulinzufuhr eine Hyperinsulinämie entstand – im Blut eine zu hohe Konzentration von Insulin. Wieder wird bestätigt: Dieses Hormon ist ein Wachstumsverstärker, der auch andere Botenstoffe mitzieht.

Ein Ausweichen ist nicht immer die bessere Variante. Einem amerikanischen Pharmachemiker gelang 1965 die Herstellung des ersten synthetischen Zuckerersatzstoffes, der eineinhalb Jahrzehnte auf Grund von Tierversuchen unter Krebsverdacht stand. In Deutschland ist diese Substanz als E 951 seit 1990 unbeschränkt freigegeben, während Wissenschaftler immer noch darauf verweisen, dass sich dieser Lebensmittelzusatzstoff unter Hitze in seine Einzelbestandteile zerlegt, von denen Methanol als krebsfördernd genannt wird.

Stärkung der Abwehrkräfte

Viele Belastungen, die über Umwegen ebenfalls zu Krebs führen können, sind im Bewusstsein der Menschen noch nicht angekommen.

Forscher wissen, dass

Fettsucht, Störungen der Umwandlung von Nahrung in Energie, Behinderungen der Aufnahme von Nährstoffen, Stoffwechselerkrankungen wie das Metabolische Syndrom oder Diabetes treiben permanent unser Immunsystem antreiben - und möglicherweise unerwünschte biologische Prozesse beschleunigen.

Das gilt offensichtlich zunehmend auch für mentale Probleme

Wissenschaftler der Universität Florida, Standort San Francisco, haben an Frauen des gleichen Alters unterschiedliche Geschwindigkeiten ihrer alterungsbedingten Gewebeveränderungen innerhalb eines Jahres gemessen. Sie zogen im August 2014 in der Fachzeitschrift „Molecular Psychiatrist“ aus den Befunden den Schluss: Schwere seelische Belastungen wie Scheidung, Krankheit oder Arbeitslosigkeit im nächsten Umfeld beschleunigen die Teilungsrate in gesunden Zellen.

Auch daraus kann Krebs werden.

Einige Änderungen des Lebensstils wären hilfreich.

Krebs-Hemmung durch Pflanzenstoffe

• Phytoalexine • Adaptogene • Anti-Oxidantien

Die grüne Apotheke der Natur

Die Fähigkeit der Krebsabwehr hat die Evolution nicht erst der Pflanze, dann dem Tier und dann dem Menschen mitgegeben, sondern in die Substanzen integriert, die jedes einzelne Lebewesen aufnimmt.

Diese Versorgungskette beginnt im Boden, wo Pflanzen wurzeln.

Hauptanteil von Erdreich ist Abfall aus der belebten Natur. Schätzungen besagen, dass ein einziger Teelöffel dieser Materie die Heimat für Milliarden Kleinstlebewesen ist, Mikroben, Parasiten, Termiten, Milben aus Tausenden unterschiedlichen Arten. Das Ökosystem ist dort, wo seine Biodiversität ungestört ist, eine unvorstellbar intelligente Produktionsanlage für wertvollste Moleküle organischer Herkunft. Zu Recht nennen Wissenschaftler der Anti-Aging-Medizin es das Königsreich der grünen Apotheke der Natur.

Durch das Wurzelwerk der Pflanzen, die daraus ihre Potentiale beziehen, ist unsere überirdische Welt mit diesem Lebensraum unter unseren Füßen verbunden, in dem jeder dritte Organismus existiert.

Solch gesunde Erde versorgt eine Pflanze mit immens vielen Phytochemikalien. Und selbst ein belasteter Boden hat noch eine Gesundheitswirkung, weil er die Gewächse zwingt, Schutzstoffe zu entwickeln. Mikroben sondern Stoffwechselprodukte wie etwa Schimmelpilze ab, die das Wachstum störender Mikroorganismen hemmen, damit ihre Vielfalt nebeneinander existieren kann. Solchen anti-mikrobiellen Stoffen sind unsere Antibiotika nachempfunden.

Durch Verzehr kommen diese Phytostoffe dem Menschen entweder unmittelbar aus der Pflanzenwelt oder über den Umweg Tier zu Gute.

Die größten Erfolge sind mit ihnen durch Prävention zu erzielen.

Gewürze, Beeren, Früchte

Versuche mit Zellkulturen im Labor, mit Tieren und klinische Studien mit Menschen unter der Kontrolle großer Universitäten belegen Erstaunliches: Eine immens umfangreiche Gruppe von mehr als 20.000 Früchten ist reich an Substanzen mit dem Namen Triterpenoide. Auch sie haben ein großes Potential, Entzündungsprozesse und einige Krebserkrankungen nachweislich zu begrenzen.

Ihr diesbezüglich wichtigster Bestandteil ist die Fettverbindung Squalen, die auch in der menschlichen Haut und im Blut zu finden ist. Ziegenmilch, Olivenöl, Weizenkeimöl und die Leber einiger Haifischarten enthalten besonders viel davon.

Squalen ist ein starkes Antioxidans, das ohne schädlich zu wirken in höheren Konzentrationen in unserem Körper gespeichert werden kann, im Gegensatz zu anderen wie etwa die Lycopine aus der Tomate oder das Coenzym Q10.

Triterpenoide generell und ihr Squalen haben unter anderem in der Ayurvedamedizin eine sehr große Tradition.

Antioxidantien der Ayurvedamedizin

Schon Kulturen mehrere tausend Jahre vor unserer Zeit verfolgten die Strategie, negative Effekte von inflammatorischem und oxidativem Stress auszuklammern und auszugleichen – ohne genaue wissenschaftliche Kenntnisse über diese gesundheitlichen Belastungen zu besitzen.

Wir Menschen profitieren dabei von zwei großen Gruppen extrem aktiver Phytostoffe, die in der Pflanzenwelt zum Schutz vor krankmachenden Kleinstlebewesen vorkommen.

Eine heißt nach den griechischen Wörtern phytos für Pflanze und alekein für abwehren Phytoalexine. Auch bei der anderen prägt ihre Eigenschaft den Namen:

Adaptogene, pflanzliche Stoffe mit der Aufgabe des Adaptierens, des Anpassens.

Die pflanzlichen Chemikalien der Phytoalexine werden immer erst nach einem Befall, nach einer Schädigung oder nach einer Gewebe-Verletzung gebildet und sind in gesunden Pflanzenzellen nicht nachweisbar. Sie wirken anti-mikrobiell und anti-oxidativ und hemmen das Wachstum, die Vermehrung und die Ausbreitung von Bakterien oder Pilzen. Phytoalexine wurden bereits aus etwa 8.000 Gewächsen isoliert. Berühmtester Vertreter dieser Schutzstoffe bei uns ist das Resveratrol aus der Rotweinmedizin.

In Asien verdient in dieser Hinsicht eine der markantesten Heilpflanzen der Ayurvedamedizin Beachtung, Tinospora cordifolia. Dieser ursprüngliche indische Magenbitter ist auch als Guduchi und Amrita bekannt - „die den Körper vor Krankheit schützt." Die Substanz Arabinogalactan speichert sich in der Zellwand und schützt sie durch Bitterstoffe vor Krankheitserregern. Aus einer Paste der Stängel oder aus den Wurzeln dieser Pflanze werden Pillen hergestellt, in einigen Landstrichen erzeugt man Säfte, den man trinkt oder zum Benetzen von Kleidung verwendet, man verzehrt die Blätter mit Honig oder befüllt Kapseln mit Guduchipulver.

An der Krebsfront steht vor allem eine Phytoalexinegruppe im Mittelpunkt. Ihre Vertreter werden nach dem lateinischen Wort für Seife, sapo, als Saponine bezeichnet, denn ihre Substanzen produzieren beim Schütteln mit Wasser einen seifigen Schaum. Ihre wirksamsten Moleküle sind in nährstoffreichen Geweben wie Wurzeln, Knollen, Blättern, Blüten und Samen konzentriert. Saponine findet man in Gemüsepflanzen wie Sojabohnen, Erbsen, Spinat, Tomaten, Kartoffeln und Knoblauch, und sie sind wirksame Bestandteile von Kräutern, Tee und Ginseng.

Am interessantesten sind ihre Triterpene, die Hauptbestandteile ätherischer Öle.

Eine große Tradition besitzt beispielsweise Saikosaponin C in der chinesischen Heilpflanze Chai Hu (botanischer Name Radix bupleuri, Chinesische Hasenohrwurzel). Aus dem auch in unseren Alpen heimischen Sichelblättrigen Hasenohr (Bupleurum falcatum) kann eine Variante, Saikosaponin A, isoliert werden. Ihre Phytoalexine haben in diversen Versuchen in menschlichen Brustkrebszellen die Selbsttötung eingeleitet.

Besonders bioaktive Stoffe der umfangreichen Familie der Adaptogene zur Krebsabwehr mit stark ausgeprägten anti-kanzerogenen Fähigkeiten finden sich in Dutzenden unter den der rund 20.000 fettähnlichen Substanzen namens Tripertenoide in fast allen Pflanzen. Sie besitzen regulierende Eigenschaften, die veränderte Werte im Organismus wieder in einen gesunden Bereich bringen können. Das verbessert die Fähigkeit des geschwächten Körpers, seine Systeme der Immunabwehr, der Nervenkommunikation und der Drüsen zu stärken und sich störenden Belastungen anzupassen. Die Wiedergewinnung oder Aufrechterhaltung der Balance bis in die zellulären Ebenen verringert gleichzeitig negative Einflüsse. Adaptogene erreichen seltener eine hohe Konzentration, mit der therapeutische Effekte beim Menschen erzielt werden können. Zahlreiche Studien belegen jedoch ohne Zweifel eindeutig, dass einige Dutzend adaptogene Heilpflanzen dank ihrer anti-inflammatorischen und anti-kanzerogenen Potentiale sowohl in der Prävention einer Krebsentstehung wie in der Behandlung der Krankheit ihre besonders große Berechtigung haben.

Kraut der Unsterblichkeit

Die Ergänzung der Nahrung mit anti-inflammatorischen Pflanzenstoffen verkörpert eine wichtige Säule der Ayurvedamedizin.

Die „Rankende Indigopflanze“ aus der Familie der Kürbisgewächse, Jiaogulan (Gynostemma pentaphyllum), wird in ihrer Heimat China, Japan und Thailand als „Kraut der Unsterblichkeit“ bezeichnet, denn in vielen Landesteilen wird eine außergewöhnliche Lebenserwartung mit ihrem hohen Verzehr erklärt. Weltweit setzen Millionen Krebskranke große Hoffnung in Jiaogulanwirkstoffe, deren Effekte in einer Ausgabe der täglichen NDR-Magazinsendung „DAS!“ von einem Krebsarzt der Universitätsklinik Eppendorf bestätigt wurden. Ableger wurden vor einem Jahrzehnt in Brunsbüttel bei Hamburg angepflanzt. Die Brunsbütteler Krebsinformationstage rund um Jiaogulan sind stark besucht. Heute ruft dieses Heilkraut bei „Google“ schon fast 500.000 Seiten mit kommerziellen Absichten auf. Missbrauch ist vorprogrammiert, denn nur bestimmte Originalpflanzlinge liefern hohe Mengen der entscheidenden Substanzen.

Kliniker wünschen sich vehement kontrollierte Versuche und Langzeitstudien mit Jiaogulan.

Das Indische Basilikum, auch Königsbasilikum oder Heiliges Basilikum genannt, trägt im Sanskrit die Bezeichnungen Tulsi und Tulasi und ist als ein herausragendes Adaptogen anerkannt. Sein anti-oxidativer Hauptwirkungsstoff ist die einer breiten Öffentlichkeit weitestgehend unbekannte Ursolsäure, dabei ist sie in Spuren auch in der Apfelschale und in anderen Lebensmitteln wie Basilikum, Heidelbeeren, Brombeeren, Rosmarin, Oregano, Thymian und Pflaumen enthalten.

Ursolsäure und Dutzende andere Pflanzenstoffe mit ähnlichen Eigenschaften sollten längst in aller Munde sein.

Betulinsäure, andrerseits, verdankt ihren Namen der weißen Birke mit der botanischer Bezeichnung Betula pubescens und wird seit Generationen als Antioxidans, als Anti-Entzündungsubstanz und als Mittel gegen Malaria geschätzt. 1995 erfolgte die Entdeckung von Betulinsäure als Antikrebswirkstoff, erst gegen den Schwarzen Hautkrebs Melanom, dann auch gegen bösartige Gehirntumore, Leukämie und Eierstockkrebs. Die Gewinnung von Betulinsäure durch Oxidation aus der Birkenrinde ist äußerst aufwändig, weshalb sich hier chinesische Pharmabetriebe verstärkt engagieren. Ein Gramm reine Betulinsäure kostet mehrere tausend Euro.

„Liane des Donnergottes" nennen Chinesen die Schlingplanze Wilfords Tripterygium wilfordii (Wilfords Dreiflügelfrucht) mit großer Behandlungstradition von Entzündungsprozessen bei Herpes und Psoriasis, Arthritis und Alzheimer, Asthma und Rheuma durch die Freisetzung des sekundären Pflanzenstoffes Celastrol und des verwandten Pristimerin. Es sind Immunkräftebotenstoffe, die diese und andere Pflanzen vor Pilzbefall schützen. Seit vier Jahrzehnten werden dieses hochaktiven Triterpene auch in der Prävention und Therapie von verschiedenen Krebserkrankungen erprobt.

Weitere, noch wenig bekannte Antikrebssubstanzen aus der Gruppe der Triterpene: Diosgeninöl aus der Wilden Yamswurzel, sowie ätherische Öle und Säuren aus Indischem Wassernabel (Centella asiatica) mit dem Ayurveda-Namen Gotu Kola, auch Tigergras genannt.

Die ayurvedische Heilpflanze Ashwagandha (botanischer Name Withania somnifera, Schlafbeere, auch Winterkirsche) steuert aus ihrer grünen Apotheke Withanolide bei, Substanzen, die von vielen Pflanzen gegen Bakterien eingesetzt werden.

Der Pilz Ganoderma lucidum, bei uns Glänzender Lackporling, wird in Ostasien seit Jahrtausenden als Tonikum und zur Stärkung der Abwehrkräfte verwendet. Als Heilpilz gilt er dem Ginseng ebenbürtig, was der chinesische Name Ling Zhi, „Geistpflanze", sowie anerkennende Bezeichnungen wie „Pilz der Unsterblichkeit" und „König der Heilkräuter" unterstreichen. In Japan heißt er Reishi, in Korea Jong Si.

Zu den bekanntesten Adaptogenen zählen auch Panax ginseng (Koreanischer oder Chinesischer Ginseng), Eleutherococcus senticosus (Taigawurzel oder Sibirischer Ginseng) und Glycyrrhiza glabra (Lakritze, Süßholz), sowie Astragalus und Eleuthero. Ein hoher Anteil an Ursolsäure in ihnen verkörpert am stärksten ihre hochwirksamen anti-oxidativen Eigenschaften. Die Liste ihrer wichtigsten Quellen in den Volksmedizinen aller Erdteile liest sich wie die Bestandsaufnahme eines botanischen Gartens: In Asien ist es Ginseng, in Europa Griechisch Heu (Fenugreek), das bereits von der Äbtissin Hildegard von Bingen hormonell eingesetzt wurde. Auch die Zwiebel, die Rosskastanie, die Olive, die Mango, das Heidekrautgewächs Beerentraube, der Oleander und das

Lakritze genannte Süßholz verdienen Erwähnung, während der Großteil in der ayurvedischen Medizin zu Ehren kam: Brahmi, Azuma ichi, Rinsou, Shallaki, Salai guggal, Lei gong teng, Tulsi und Ashwagandha. In der traditionellen chinesischen Medizin wird frisch oder getrocknet die Wurzel der bei uns als Ballonblume bezeichneten Platycodon grandiflorus gegen Halsentzündungen eingesetzt und in Salaten verzehrt. Die gleiche Pflanze ist in Korea als Doraji geschätzt.

Immer wirken sie auch anti-oxidativ und damit krebsschützend.

Die Mehrzahl dieser Substanzen kann als botanische Arznei oder mit der Nahrung zugeführt werden.

Schaltwege für Krebs blocken

Es ist eine Parallelentwicklung: Mit zunehmend mehr Versuchen gelingt der Nachweis, dass Krebszellen offensichtlich die entzündlichen Prozesse bestimmter Eiweiße und dort konkret die inflammatorischen Schaltwege - wissenschaftlicher Begriff: inflammatory pathways - für ihre Vermehrung und Ausstreuung benutzen. Im gleichen Umfang gewinnen Nährstoffe mit entzündungssenkenden Molekülen an Bedeutung, die genau dort entlang dieser Informationsstränge andocken und Stoppbefehle setzen können. In erster Linie sind es die Polyphenole wie Isoflavon, Resveratrol, Lycopin oder Hydroxy-Tyrosol.

Auch die meisten Substanzen in Gewürzen und Heilkräutern versprechen diese Benefits.

Jeder Einsatz ist verlockend. Das Verhindern chronischer Entzündungsprozesse würde die Risiken fast aller schweren Krankheiten reduzieren.

Bei Krebs sind die möglichen Ansätze einer Prävention zahlreich. Als Ziel eignen sich alle bioaktiven Regler zur Erschwerung von Zellveränderungen. Angestrebt werden: Verhinderungen der Zellmutation, der Zellteilung, des Einnistens neuer Zellen in Gewebeschichten, der Gefäßneubildung und der Ausstreuung.

Ein Risikofaktor für Darmkrebs ist der hohe Gehalt an Fetten tierischen Ursprungs in der in westlichen Nationen verbreiteten Ernährung, weil ihre überwiegend der Gruppe Omega6 entstammenden Fettsäuren eine pro-entzündliche Basis für eine Erkrankung bieten. Umgekehrt können diese Gefahren bereits durch den normalen Verzehr von frischen Früchten und Gemüsen eingedämmt werden. Besonders Bohnen und Äpfel lieferten in Labormodellen mit Krebszellen günstige Ergebnisse.

Eine Substanz des Amerikanischen Ginseng, der Metabolit K, hat im Tierversuch eindeutig den Darmkrebs von Mäusen eingedämmt. Dabei konnte sogar der Mechanismus erkannt werden: In den Tumorzellen waren Rezeptoren für bestimmte Wachstumsbefehle wie EGFR (Epidermal Growth Factor Receptor) aktiviert. Sie bewirken eine Kaskade der Vermehrung. Ihr Mitwirken wurde durch Ginseng um die Hälfte abgeblockt, während sich die Selbsttötungsrate von Krebszellen um 50 Prozent erhöhte.

Ähnlich wirken anti-entzündliche und anti-kanzerogene Wirkstoffe aus dem Ingwer und aus Curcumin.

Wie Aspirin wirkt

Typisch ist die viele Jahre lang begründete Vermutung, dass Aspirin dem Brustkrebs einen Großteil seines Schreckens nehmen kann. Seit dem griechischen Arzt Hippokrates, der vor zweieinhalb Jahrtausenden geboren wurde, wird eine aus der Weidenrinde gewonnene Arznei wegen ihres Gehalts an Salizin, Tanninen, Glykosiden, Katechinen und Flavonoiden als Schmerzmittel eingesetzt. Der daraus abgeleitete Wirkstoff Acetylsalizinsäure wird als Aspirin vermarktet. Epidemiologische Beobachtungen belegten ein verblüffendes Phänomen: Brustkrebspatientinnen, die einmal wöchentlich eine Aspirintablette schlucken, reduzieren möglicherweise ihr Todesrisiko um die Hälfte.

Hartnäckig publizierten seit 2010 zwei Wissenschaftlerinnen der berühmten Harvard Medical School, Dr. Michelle Holmes und Dr. Wendy Chenmay, ihre Forderung an die großen Ärztekrebsgesellschaften der westlichen Welt nach einer Untersuchung dieses Phänomens. Sie drängten auf eine Beobachtung von etwa 3.000 Patientinnen mit Brustkrebs Stufe zwei und Stufe drei über einen Zeitraum von fünf Jahren.

Die bis 2024 vorliegenden Studien-Details der beiden Ärztinnen lieferten nicht unmittelbar eine Erklärung für die erstaunlichen Effekte dieser Natursubstanz, aber schon die ersten Vermutungen genügten, um diese Erkenntnisse als extrem wichtig einzustufen: Die Phytostoffe aus der Weiderinde bekämpfen Entzündungen und könnten die Neubildung von Gefäßen hemmen, womit sie das Wachstum vor allem von Tumorgewebe bremsten.

Im Januar 2024 wurde dann diese These von den erwähnten britischen Wissenschaftlern vorerst einmal in weiten Teilen entkräftet.

Möglich ist jedoch, dass die in der Aspirintablette enthaltenen Phytostoffe auch eine unterstützende Funktion haben, wenn alte oder irgendwie krankhafte Zellen in eine Art von Selbstzerstörung geführt werden. Oder diese Säure unterbindet die Produktion des Sexualhormons Östrogen. Von diesem Botenstoff gehen unerwünschte Wachstumsimpulse aus, wenn die Fortpflanzungsorgane der Frau von ihm nicht mehr profitieren. Das erklärt das erhöhte Risiko für hormonabhängige Krebsprozesse in der Brust nach der Menopause.

Aspirin wäre nicht nur eine extreme sehr viel preiswertere Krebsmedikation. Die Weiderindesubstanz erscheint als sehr gute Alternative für betroffene Frauen, denen Nebenwirkungen der am häufigsten verschriebenen Krebsmittel sehr zu schaffen machen. Jede zweite Krebspatientin unter dem Einfluss von Hormonpräparaten, auch solchen natürlichen Ursprungs wie Tamoxifen, war in einer Studie unter Aufsicht der Columbia University außer Stande, die geforderte Einnahmezeit von fünf Jahren durchzustehen. In erster Linie werden schwere Gelenkschmerzen genannt. Noch schwerwiegender, aber sehr selten, sind mögliche innere Blutungen oder Schlaganfall.

Erfreulicherweise gibt es weiterhin positive Reaktionen auf die Aspirinthese. Eine britische Nonprofitorganisation, Cancer Research UK, nahm dieses Thema zusätzlich in eine bereits begonnene Studie über vier verschiedene Krebsarten auf. Aber Ergebnisse wird es erst 2025 geben.

Krebshemmung durch Pflanzenstoffe

An dieser Stelle muss daran erinnert werden, dass die Urnatur alles denkbar Mögliche eingerichtet hat, um Schäden durch unkontrolliertes Zellwachstum auszuklammern. Es ist faszinierend: Die gleichen Moleküle, die in der Pflanze das Zellwachstum kontrollieren, agieren über ihre Steuerungsmechanismen ähnlich im Tier und in unserem Körper.

Auf diese Weise kommen dem Organismus vielfältige pflanzliche Antikrebswirkungen zu Gute, die überwiegend in Tierversuchen nachgewiesen und bestätigt werden.

Einige, zum Beispiel, unterbinden die verstärkte Bildung neuer Gefäße in den eben entstehenden Krebswucherungen.

Solche besonders wichtige Eigenschaften besitzt ohne Zweifel eine große Reihe von Pflanzen, auch wenn sie häufig vielleicht nur einem kleinen Kreis Eingeweihter wirklich etwas bedeuten. Etwa Anhängern der Ayurvedamedizin die Heilpflanze mit den unterschiedlichen Namen Tinospora cordifolia, Guduchi oder Amrita. Sie verfügt über die meisten der oben genannten anti-Eigenschaften: anti-entzündlich, anti-mikrobisch, anti-arthritisch, anti-diabetisch, anti-allergisch, anti-osteoporotisch, anti-oxidantisch und anti-toxisch.

Die Krankheit Krebs in der Diskussion

Die Mehrzahl der Medienveröffentlichungen über die Krankheit Krebs sind nicht informativ, sondern emotional. Sie stützen sich auf Schilderungen statt auf Fakten und zitieren Bekenntnisse von Einzelpersonen, deren Erfahrungen sich nicht durch andere Patientinnen und Patienten ohne weiteres wiederholen lassen. In beinahe jedem zweiten Bericht werden die Begriffe Kampf, Krieg oder Schlacht verwendet.

Nur selten erhält ein Therapeut mit Erfahrungen in der Naturheilkunde Gelegenheit, seine Sicht einer solchen Herausforderung mitzuteilen. Ein dazu Berufener wäre Dr. med. Axel Weber, langjähriger Weggefährte und Vertrauter des Ärzterebellen und Krebsarztes Professor Dr. Julius Hackethal. Dr. Weber untersuchte und behandelte bis zu seinem Ruhestand die Krankheit Krebs in der kleinen Privatklinik „Marinus am Stein" in Brannenburg an der bayerisch-österreichischen Grenze - ein Behandlungsort, der von Medien weltweit genannt wurde.

Ein Thema, das ihm am Herzen lag, ist die Funktion der Angst bei unserem Umgang mit der Krankheit Krebs. Es ist auch seine Auffassung, dass Angst vor Leiden zum Menschen gehört, und natürlich vor allem jene Angst, wenn ein Patient an einem bösartigen Tumor erkrankt ist, dessen Mortalität hoch ist.

Dr. Weber ging bei seiner Arbeit davon aus, dass in unserem Körper wahrscheinlich in jedem Augenblick mehr oder weniger eine beträchtliche Zahl an Krebszellen entsteht. Genauso wahrscheinlich ist, dass sie von unserem Immunsystem unter normalen Umständen sofort oder noch rechtzeitig gestoppt werden.

Dr. Weber vermutete bei sich noch gesund fühlenden Menschen, dass es in einer Zeitspanne verdeckter Prozesse heilende Verläufe bösartiger Geschwülste gibt. Rätselhaft ist, wie große eine solche Ansammlung von Krebszellen maximal sein darf, um noch erfolgreich eliminiert zu werden. Denn wir sehen nur jene, wo es nicht klappt und die groß genug wurden, um entdeckt zu werden.

Genau diese Selbstheilungsaktivitäten sah er gefährdet durch die übliche Suche nach Krebszellen mit allen Mitteln. Möglicherweise werden diese körpereigenen, hilfreichen Auseinandersetzungen mit Anfangskrebs durch die klassischen Diagnosemaßnahmen und Vorsorgeuntersuchungen und die damit verbundenen Ängste beeinträchtigt oder gar abgebrochen. Kritisch sah er auch, wenn eine mehrheitlich favorisierte Früherkennung durch ein möglichst flächendeckendes Screening die Selbstheilkräfte des Organismus stört und stoppt.

Für Dr. Weber machte es einen großen Unterschied, ob eine Person auf Grund von beunruhigenden Anzeichen diagnostiziert und anschließend behandelt wird oder ob ein Gesundheitssystem Zehntausende sich gesund fühlende Menschen durch verschiedene Suchprogramme schickt, um zu prüfen, ob nicht irgendwelche Unregelmäßigkeit zum Vorschein kommen, die sich vielleicht als Krebs erweisen.

Das kann zum bösen Anfang einer ausufernden Krebsentstehung beitragen.

In einem Schreiben an die Autoren dieses Buches erläuterte er seine Befürchtungen so: „Ich bin zwar Chirurg und Handwerker, doch ich glaube, dass die psychischen Belastungen hier mehr Ursache für eine Krebserkrankung, beziehungsweise für das Fortschreiten einer Krebserkrankung darstellen als physikalische Dinge. Doch auch materielle Veränderungen wie etwa durch Biopsie müssen in das Gesamtbild mit einbezogen werden. Sicherlich gibt es auch noch eine höhere Ebene, die Einfluss hat.“

Der Krebsarzt verwies auf die Statistik zum Brustkrebs der letzten Jahrzehnte. Immer mehr Tumore wurden in früheren Stadien erkannt und konnten früher behandelt werden. Wie hat sich das auf die Sterblichkeit durch dieses Leiden ausgewirkt? Praktisch überhaupt nicht. Der Prozentsatz der Überlebenden wurde nicht höher.

Wir wissen jedoch nicht, ob ohne die übervorsichtige Medizin die Zahl der Patientinnen mit unbekanntem Brustkrebs ebenso in dieser Weise angestiegen wäre. Möglicherweise hätte das Selbstheilungspotential sie gestoppt, hätte nicht Mammografie diese kleinen Knoten aufgespürt und hätten nicht Ängste den körpereigenen Kampf gegen Krebszellen geschwächt. Und wir wissen nicht, ob deshalb weniger diagnostizierte Fälle möglicherweise am Ende vielleicht weniger Todesfälle durch Krebs bedeutet hätten.

Gerne verweist Dr. Axel Weber auf seinen großen Mentor, Dr. Julius Hackethal. Der hatte schon seinerzeit davor gewarnt, dass es der diagnosetechnische Fortschritt eines Tages ermöglichen könnte, Krebsherde schon im Mikrostadium zu erkennen. Und dann, so meinte Hackethal, hätten wir bald keine Gesunden mehr.

Davon abgesehen, würde Dr. Axel Weber von einer in die Tiefe gehenden Störung des ganzen Körpers sprechen. Er würde nicht für sich in Anspruch nehmen, dass seine Behandlungsweisen einen Ersatz für Behandlungen der Schulmedizin darstellen und betonen, dass der Wunsch verständlich ist, gegen bösartige Geschwulste und ihre Absiedlungen sofort und mit aller Macht vorzugehen. Oft wird es seiner Meinung nach sinnvoll sein, den Körper von dieser Last in Gestalt einer bösartig wuchernden Gewebemasse zu befreien. Doch bei einer Krankheit des ganzen Menschen muss auch das Selbstheilungspotential im Mittelpunkt stehen.

Noch eines hat Dr. Weber in seiner Rolle als Krebsarzt gelernt: Die aktive Auseinandersetzung eines Patienten mit der Angst bereitenden Tatsache seiner Erkrankung bringt immer wieder nicht für möglich gehaltene Widerstandskräfte hervor.

Vielleicht erinnert das aber auch einfach nur an die Macht der Phytosubstanzen …

Antikrebspflanzen-chemikalien

Die rundlichen Blätter des Malvenstrauchs Hibiscus enthalten Polyphenole mit anti-oxidativer Wirkung, deren Extrakt nach Einnahme auch Blutfette senkt. In Afrika werden die Blätter als Gemüse verzehrt, sonst in aller Welt arrogant missachtet Wissenschaftler in Taiwan berichteten im März 2015 in der Zeitschrift „Journal of Food Science" über Studien an menschlichen und aus Mäusen gewonnenen Zellkulturen aus dem tödlichen schwarzen Hautkrebs Melanom. Nachdem sie die Proben 24 Stunden lang mit Hibiscuspolyphenolen behandelt hatten, stoppten Krebszellen weitgehend ihr Wachstum. Als besonders wirksame Hibiscuspolyphenole wurden das aus dem Grünen Tee bekannte Catechin Epigallocatechingallat, ECGC, und das Flavon Gossypin identifiziert. Gegen das Melanom gibt es kaum effektive Therapien.

Wegen einer immer noch weit verbreiteten Unkenntnis stößt die Behauptung, dass es Pflanzen mit Krebs verhütenden, hemmenden oder umkehrenden Potentialen gibt, auch heute auf breite Skepsis. Und das selbst mehr als zwei Jahrzehnte nach einer bahnbrechenden Veröffentlichung in einer der führenden Wissenschaftszeitschriften der Welt, „Nature Review", im Oktober 2003. Unter dem Originaltitel „Cancer Chemoprevention With Dietary Phytochemicals" (Krebsverhütung mit Nahrungspflanzenchemikalien) wurden elf Pflanzengruppen damals wirklich verblüffende Antikrebspotentialen zugeschrieben.

Dabei bezog sich der Begriff Krebsverhütung auf den Einsatz von Wirkstoffen mit dem Ziel, eine Krebsentstehung zu verhindern, umzukehren oder abzubremsen. Zitat aus diesem bahnbrechenden Artikel: „Zahllose Phytostoffe aus essbaren Pflanzen stören einen spezifischen Abschnitt eines krebserzeugenden Prozesses."

Auf der Basis dieser Analysen wurde von Medizinern mit dem Ausbildungsschwerpunkt Anti-Aging und Prävention 2011 eine erste Nahrungsergänzung mit dem Ziel von krebspräventiven Wirkungen zur Unterbindung unnormaler Zellfunktionen außerhalb der vorgesehenen Zellregulation entwickelt. Zielgruppe sind Personen mit überhöhten Risiken wie genetisch vererbte Belastung oder ungesunde Lebensumstände wie Rauchen, Alkoholmissbrauch und Fehlernährung oder durch chronisch unterschwellige Entzündungsprozesse

Die Veröffentlichung in „Nature Review“ 2003 war die erste von Tausenden, die bis heute erschienen sind.

Inzwischen hat das staatliche amerikanische National Cancer Institute (NCI) überwiegend in Laborstudien festgestellt und als erwiesen eingestuft, dass mehr als tausend verschiedene Phytochemikalien der insgesamt etwa 70.000 bis 100.000 sekundären Pflanzenstoffe in der grünen Apotheke der Natur hauptsächlich der Krebsverhütung dienen.

Mit Blick auf den Menschen wird von diesen Experten angenommen, dass bereits eine einzelne Gemüseportion mehr als hundert solcher verschiedenartiger Wirkstoffe enthalten kann.

Schon nach Laborversuchen ab den 1970er Jahren galt es als wissenschaftlich anerkannt, dass zehn bis 70 Prozent der Krebserkrankungen einen Bezug zur Ernährung haben.

Gesucht wurden ursprünglich Krebsgifte, um sie dann möglichst zu vermeiden.

Tatsächlich konnte in Tierversuchen durch eine große Zahl von Substanzen die Entwicklung, das Wachstum und die Ausbreitung von Tumorzellen durch kanzerogene Stoffe vorangetrieben werden. Um diese Gefahr zu verkleinern, wurden seit 1997 konkrete Ernährungswarnungen ausgearbeitet - etwa vor geräuchertem Speck und vor Schwermetallrückständen.

Aus diesem Wissen über krebserhöhende Wirkstoffe in unserer Nahrung entwickelte sich mit berechtigter Hoffnung die gegensätzliche und erfreuliche Erkenntnis, dass umgekehrt durch ausgewählte verzehrbare Pflanzenstoffe eine Krebserkrankung weniger wahrscheinlich wird.

Curcumin – Sonderfall und Beispiel für viele

Würden Menschen in einer Fußgängerzone nach der ihrer Meinung nach gesündesten verzehrbaren Substanz befragt, würden mit allergrößter Wahrscheinlichkeit die meisten das eine oder andere Vitamin nennen und damit daneben tippen. Einige würden sich vielleicht für den einen oder anderen Pflanzenstoff entscheiden, den sie aus den Medien kennen.

Grüner Tee, der asiatische Superstar der Anti-Aging-Medizin? Verdient auf Grund aktueller Studien bis in das Jahr 2024 hinein allergrößte Beachtung, ist aber für die meisten nicht die Nummer 1.

Resveratrol, die Rotweinmedizin? Vieles spricht dafür, aber auch diese Phytosubstanz wäre nicht der Sieger in dieser Umfrage.

Omega3, die anti-entzündlichen Fettbestandteile? Auch sie sind zweifellos unverzichtbar im Streben nach einem möglichst langen Leben ohne die neuen Volksepidemien Herz-Kreislauferkrankungen, Diabetes und Krebs.

Aber keiner dieser Schätze aus der Apotheke der Urnatur reicht an jenen Pflanzenstoff heran, der nach dem Wissensstand der Forschung im Jahre 2014 den älter werdenden Organismus vor den größten Bedrohungen schützen kann. Und zwar vor dem Verlust der kognitiven Fähigkeiten, vor kardiologischen Leiden, vor allem vor der Entwicklung einer Diabeteserkrankung, und außerdem das Risiko verringert, an Krebs zu erkranken.

Diese Substanz ist ein Gewürz und heißt Curcumin, Gelber Ingwer oder Safran-Wurzel Gewonnen wird sie aus dem Wurzelstock der indischen Heilpflanze Turmeric mit dem botanischen Namen Curcuma longa, und sie zählt zu den Grundstoffen der ganzheitlichen Heillehre Ayurveda. Allein in Indien verzehren täglich mehrere hundert Millionen Menschen diesen Extrakt, der ihren Curry-Gerichten die gelbe typische Farbe verleiht.

Jedoch – in dieser Zusammenfassung soll nicht speziell Curcumin auf einen Sockel gestellt werden. Auf diesen Phytostoff wird allerdings aus gutem Grund stellvertretend für die Dutzenden, wenn nicht Hunderten

Pflanzensubstanzen mit vergleichbar wertvollen Eigenschaften und mit einem ähnlichen Schicksal verwiesen: Bei uns fristen sie ein Schattendasein.

Der Gelbwurzelfarbstoff Curcumin gehört zu den pflanzlichen Polyphenolen und ist mit Ingwer verwandt. Seit Jahrhunderten wird diese anti-virale, anti-bakterielle Substanz aus der Curcuma longa in Asien für die Behandlung innerer Krankheiten, sowie von Wunden und Ausschlägen verwendet.

Am häufigsten begegnen wir Europäer ihm als Färbesubstanz von Senf.

Es wird unterstellt, dass Curcumin die Entstehung entzündungsabhängiger Erkrankungen wie Alzheimer oder einzelner Krebsarten hemmen kann, weil die dafür notwendigen Enzyme auf ein ungefährliches Niveau herunterreguliert werden.

Aufsehen erregte eine Meldung aus der Ludwig Maximilians Universität in München im Dezember 2012: Curcumin hemmt die Ausbildung von Metastasen bei Brustkrebs, Lungenkrebs und Prostatakrebs in verschiedenen Tiermodellen. Ähnliche Ergebnisse erzielten Versuche mit Zellen der Leber, der Bauchspeicheldrüse und aus dem Dickdarm.

Über die Wirkweise besteht Einigkeit:

Ein natürlicher Schutzmechanismus lässt Zellen mit irreparablen Schäden an ihren Erbinformationen unter normalen Umständen schlicht absterben. Fehler im System lassen jedoch die Mutation solcher Zellen zu, und das stellt ein hohes Krebsrisiko dar. Die Hauptsubstanz der Gelbwurzel aus der Ingwerfamilie, das Curcumin, stoppt diesen Ablauf, unterbindet die Bildung von Blutgefäßen, und der Tumor stirbt ab.

Die Gabe von Curcumin hat auch das Potential, auf breiter Front Abwehrkräfte zu entlasten, denn diabetische Komplikationen des Herzens werden eingedämmt, eine Vergrößerung des Herzmuskels wird unterbunden und ein drohender Herzinfarkt womöglich vermieden.

Ähnliches gilt für die Verstärkung der Immunmodulation durch Curcumin-Polyphenole auch in Bezug auf Allergien, Asthma und Arthritis. Im Gehirngewebe wirkt Curcumin ähnlich neuroprotektiv wie die Rotweinsubstanz Resveratrol.

Phytochemikalien mit Anti-Mutationspotentialen

Die wissenschaftliche Literatur ist voll von Informationen darüber, wie jede Einzelne, jeder Einzelne durch Korrekturen des Lebensstils das eigene Gesundheitsprofil mitbestimmt. Aber selbst aufopfernd tätige Krebsforscher müssen zur Kenntnis nehmen: Die Vermeidung bestimmter Risikofaktoren setzt Änderungen des Verhaltens voraus, die nicht leicht umzusetzen und durchzusetzen sind.

Da bietet sich die gezielte Zufuhr besonderer Substanzen mit Antikrebspotentialen schon eher an …

Die für diese Ziele ausgewählten Phytochemikalien sind nicht-nahrhafte Bestandteile der pflanzlichen Kost, die uns also nicht mit Kalorien und Energie versorgen. Gesucht sind ihre beachtlichen Antikrebsfähigkeiten und Anti-Mutationseigenschaften, die sie besitzen und nach Verzehr einbringen.

Die Auswahl ist umfangreich, wie die Festlegung des staatlichen amerikanische National Cancer Institute auf mehr als tausend verschiedene Phytochemikalien erwarten lässt. Wir finden sie in wissenschaftlich ermittelten Wirkstoffgruppen. Und in Gestalt von Dutzenden Einzelsubstanzen.

Herausragende Wirkstoffgruppen mit Antikrebspotentialen

Phytosubstanzen, Phytoalexine, Adaptogene, Mikronährstoffe, Anti-Oxidantien, Spurenelemente, anti-oxidantische Vitamine, Gemüse, Früchte, Beeren, sekundäre Pflanzenstoffe, Phytosterole, Terpene, Triterpenoide, Squalen, Carotinoide, Omega 3-Fettsäuren, Epicatechine, Phytoöstrogene, Polysaccharide, Sexualhormone, Amine, detoxifizierende Enzyme und andere Entgiftungssubstanzen, Falcarinol, Organosulfuren, Allylsulfide, Anthocyane, Anthocyanide, Proanthocyanide, Schwefelverbindungen, Lipide, Saponine, Pektide, Lycopene, Aminosäuren, Mineralstoffe, Harze, Phenole, Polyphenole, Phenolsäuren, Phytamine, Antioxidantien, Anti-Entzündungsstoffe, Flavonoide, Flavanole, Flavanone, Bioflavonoide, Isoflavone, Krebsenzyme, Isothiocyanate, Wirkstoffe der Rotweinmedizin.

Einzelne Substanzen mit Antikrebspotentialen

Curcumin, Resveratrol, Capsaicin, CAPE (Caffeic Acid Phenethyl Ester), Propolis (Honig-Bestandteil), Gingerol (Ingwer), Diallylsulfid, Grüner Tee, Epigallocatechin-3-gallate, Indol-3-carbinol, Genistein, Sulforaphan, Lycopen, Shogaol, Ecdyson, Carnosin, Tinospora cordifolia, Aspirin, Taxol, Ginkgo, Quercetin, Noni, indische Maulbeere, Morinda citrifola, Roter Klee, Soja, Trifolium pratense, Daidzein, Biochanin A, Vitamin A, Vitamin C, Vitamin D, Kava, Piper methysticum, Selen, Knoblauch, Brokkoli, Kohl, Ingwer-Phenole, Chili, Aminosäuren, Goji-Beere, Lycium barbarum, Coenzym Q10, Knoblauch, Sellerie, Hibiscus, Brunnenkresse, Petersilie, Pfirsich, Roter Ginseng, Spinat, Kamille, Griechisch Heu (Fenugreek), Gemeiner Bocksdorn, Carnitin, MSM, Tribulus terrestris, Gaba, CLA, Kolostrum, Alpha-Liponsäure, Inositol.

Chancen durch Aminosäuren

In Deutschland verstarben im zuletzt statistisch ausgewerteten Jahr 2022 1,068.341 Menschen, rund 171.000 an COVID-19. Im Spiel waren alle denkbar möglichen Todesursachen. Bei jeder vierten Person war es Krebs. Neun von zehn der Betroffenen waren im fortgeschrittenen Stadium der Metastasierung.

Die Blockade derartiger Ausbreitungen ist die Grundlage vieler Forschungsprojekte.

Weder Chemotherapie noch Bestrahlung können sie bisher unterbinden.

Das ruft nach einer ständigen Versorgung mit Aminosäuren.

Sie sind die kleinsten Bausteine der Eiweiße und Hauptsubstanzen vieler Hormone. Unter den rund 400 bisher in der Natur bekannten wurden knapp zwei Dutzend als besonders wichtig, wenn nicht als unverzichtbar, für den menschlichen Organismus identifiziert. Denn nur sie enthalten die Grundstoffe, aus denen einzelne Gewebe oder ganze Organe gebildet werden können, und sie sind deshalb auch für ein streng festgelegtes Verhalten genetisch programmiert.

Vor allem ihr Mangel bietet einer Krebszelle enorme Möglichkeiten der Entwicklung. Denn für eine Ausstreuung muss sie erst einmal das sie umgebende, hemmende Gewebe verlassen. Das ist nicht ganz einfach und gelingt nur mit Hilfe bestimmter Enzyme. Aminosäuren erschweren das.

Jede Zelle ist von Membranen mit Öffnungen, Kanälen und Pumpen umschlossen. Nur sorgfältig gewählte Moleküle dürfen hinein und hinaus. So wird das flüssige Innere aus Salzen und Nährstoffen geschützt. Fette machen 20 bis 80 Prozent der äußeren Hülle aus und verleihen ihr Flexibilität, während der Rest aus Eiweißen chemische Informationen in die Zelle leiten. Auch anhaftende Zuckermoleküle, die Hauptnahrung der Zelle, sowie Kollagen und Bindegewebe schützen sie vor Attacken.

Für den Ausbruchsversuch aus diesem Gefängnis produziert eine Krebszelle bestimmte Enzyme, die wie biologische Schneidewerkzeuge fungieren und die Umhüllung zerstören.

Auch die Blockade dieser Enzymwirkungen zählt zu den obersten Zielen biologischer Krebsabwehrprogramme. Hier sind in erster Linie Aminosäuren gefordert. Gemessen daran, sind ihre Bezeichnungen wie Alanin, Arginin, Carnitin, Cystein, Leucin, Methionin, Ornithin, Tryptophan oder Tyrosin noch ziemlich ungebräuchlich. Denn ihre Rolle ist es, für den Transport und die Speicherung wichtigster Vitamine und Mineralien zu sorgen. Daneben werden sie für die laufende Versorgung der Zelle mit Wasser, Fetten, Kohlenhydraten und Eiweißen gebraucht. Kommt es hier zu Störungen, sind die Stoffwechselerkrankungen Diabetes und Fettsucht und in der Folge Beschwerden wie Schlafstörung, Erektionsprobleme oder Gelenksentzündungen unausweichlich.

Für die Verhütung einer Krebserkrankung ist die Rolle von Aminosäuren auch im Immunsystem von entscheidender Bedeutung. Denn sie sind an der Produktion so genannter Killerzellen beteiligt. Deren Aufgabe ist bereits früh das Entlarven von beschädigten oder unkontrollierten Zellen und die Einleitung von Prozessen der Selbsttötung.

Deshalb bietet die Gestaltung der Ernährung in den Phasen der Krebsabwehr und der Krebsbekämpfung den Betroffenen sehr einleuchtende Ansätze für eine vermehrte Aufnahme dieser Aminosäuren.

Sie sind natürliche Bestandteile der Eiweiße. Die interessantesten Quellen sind: Fleisch von Hühnern, Hähnen, Puten oder Wild, Fische, Eier, Milch und Produkte mit Sauermilch.

Viele Ernährungsmediziner empfehlen demzufolge Menschen mit Krebs, 30 Prozent oder mehr der täglichen Kalorienmenge aus hochwertigen Eiweißen zuzuführen.

Krebszellen können diesen Nahrungsquellen wenig abgewinnen. Sie gieren nach Zucker – nicht nur in Gestalt des Haushaltszuckers, sondern nach jeder Form von Kohlenhydraten mit hohem glykämischen Index, die in chemischem Sinne alle Zucker sind. Diese Nahrungsmittel werden im Körper zu Glukose umgewandelt und den Zellen als Blutzucker angeboten. Da eine Krebszelle etwa das Zwanzigfache bis Dreißigfache der Zuckermenge im Vergleich zu unseren gesunden Zellen verstoffwechseln kann, ist die Einschränkung der Kohlenhydrate erstes Gebot einer Antikrebsdiät. Also Verzicht auf Mehlprodukte, Reis, Zucker, gesüßte Getränke, Alkohol. Dazu berechnet die Deutsche Gesellschaft für Ernährungsmedizin den idealen Anteil von Kohlenhydraten an der täglichen Kalorienmenge mit höchstens 20 Prozent. Andere Therapiegruppen reduzieren die Kohlenhydrate noch stärker, auf ein Gramm pro Tag je Körpergewicht, manche bis auf Null. Im Fastenmodus müssen Zellen nämlich ihren Energiebedarf aus körpereigenen Substanzen decken, die sich während des Stoffwechsels bilden. Sie heißen Ketonkörper. Es ist ein mühsamer Weg. Bei einer Ernährung auf diesem Umweg wird den Krebszellen wegen ihres sehr viel höheren Bedarfs diesbezüglich weit mehr Anstrengung abverlangt als anderen Gewebebausteinen.

Weniger Kohlenhydrate - das bremst den Organismus ab, und das trifft stärker Krebszellen.

Zu den Empfehlungen gehört aus dieser Sicht dementsprechend auch, dass die Hälfte der täglichen Kalorienzufuhr in Form gesunder Fette erfolgen soll. Damit sind in erster Linie ungesättigte Fettsäuren gemeint, bevorzugt der Gruppe Omega3 – aus Ölen, Fischen, Butter aus der Milch von Weidekühen. Eine große Palette von Nüssen enthält sie ebenfalls, neben Vitaminen, Mineralien, Enzymen. Als Faustregel gilt auch: Wer regelmäßig Nüsse isst, verzehrt weniger Junk Food.

Wissenschaftler der Universität Miami rechneten aus, dass Nüsseliebhaber alle in Frage kommenden Todesarten um etwa elf Prozent reduzieren. Teilnehmer an diesen Studien füllten alle zwei bis Jahre entsprechende Fragebögen aus, einige bis zu 30 Jahre lang (Quellen: Nurses Health Study und Health Professionals Follow-up Study). Die Empfehlung umfasst alle Baum-Nüsse wie Walnüsse, Haselnüsse, Cashew, Mandeln, Paranüsse, Pistazien, Pekannüsse und auch die Bohnenfrucht Erdnüsse.

Fette liefern mit ungefähr neun Kalorien je Gramm nicht nur wichtige Voraussetzungen für den benötigten Energiebedarf. Wir benötigen sie zur Auflösung und Einschleusung bestimmter Vitamine, die nicht in Wasser zugeführt werden können, beispielsweise die Radikalfänger Vitamine A und E. Nur Fette können die Moleküle dieser Vitamine aufbereiten und sie so präsentieren, dass unser Verdauungsapparat sie absorbieren kann. Ohne sie wäre die Befreiung von oxidativem Stress durch die Neutralisierung von aggressiven Sauerstoffatomen schwer möglich.

Ein Berechnungsbeispiel für eine Tageszufuhr von etwa 1.700 Kalorien für eine Frau von 50 Jahren mit 65 Kilogramm bei mittelschwerer körperlicher Belastung:

220 Gramm Eiweiße aus magerem Fleisch und Milchprodukten, 60 Gramm hochwertige Fette, 70 Gramm Kohlenhydrate.

Ein Berechnungsbeispiel für eine 2.300-Kaloriendiät für einen Mann von 55 Jahren mit 85 Kilogramm bei mittelschwerer körperlicher Belastung: 270 Gramm Eiweiße aus magerem Fleisch und Milchprodukten, 80 Gramm hochwertige Fette, 85 Gramm Kohlenhydrate.

Antikrebsstrategien

• Low Carb • Ketogene Diät • Aushungern

Kann Krebs ausgehungert werden?

Die Gier von Zellen eines Krebsgewebes nach Fructose und Glukose verleitet immer wieder auch wissenschaftliche Autoren zu der Überlegung, Krebszellen durch eine strenge Diät ohne Zucker jeder Art förmlich auszuhungern.

Ein österreichischer Landwirt und Volksmediziner namens Rudolf Breuss propagierte in den 50er-Jahren auf der falschen Annahme eines Aushungerns von Krebszellen durch Entzug von Eiweißen und Kohlenhydraten seine Breuss-Kur mit Gemüsesäften. Andere Therapeuten - Budwig, Gerson, Issels, Neumann und Konz - setzten sich aus ähnlichen Hoffnungen für pflanzliche Frischkost, für Öleiweiß ohne Fleisch und Fisch, für Wildkräuter oder rohe Urkost ein.

Damals wurde vermutet, dass ein hungernder Organismus dazu gebracht werden kann, bei entsprechendem Mangel ersatzweise jene Eiweiße aufzubrauchen, auf die am ehesten verzichtet werden kann: Krebszellen.

Doch eine Denkweise, der schon im Mittelalter Saftkuren zu verdanken waren, reicht nicht aus, die Überlegenheit einer solch egoistischen Zelle zu überlisten.

Was wirklich geschieht, hat sich inzwischen auf breiter Front durchgesetzt: So einfach gelingt ein Sieg über Krebs nicht.

Was passiert beispielsweise tatsächlich bei Kohlenhydrateentzug? Weil ein Erwachsener zum Überleben täglich etwa 160 Gramm Glukose oder Fructose benötigt, davon 120 Gramm allein für das Gehirn, kann der Organismus nach einer Zwangspause durch eine Notmaßnahme diese Zuckermoleküle auch ohne die üblichen Kohlenhydrate wie Brot, Nudeln, Reis und Zucker herstellen, in der Leber und vor allem aus Eiweiß und Fetten.

Kalorienbremse lässt Brustkrebs schrumpfen

Der überdurchschnittlich starke Appetit von Krebszellen bietet interessante Therapie-Ansätze. Eine Einschränkung der Kalorien-Zufuhr hat bei Mäusen mit einer künstlich herbeigeführten, sehr aggressiven Brustkrebsvariante die Tumore schrumpfen lassen. Diese Effekte haben sich noch verstärkt, wenn das Gewebe auch radioaktiv bestrahlt wurde.

In einer aufschlussreichen Mausstudie an der Thomas Jefferson University in Philadelphia, USA, wurden vier Gruppen mit jeweils zehn Tieren gebildet, in denen sie entweder uneingeschränkt fressen durften oder bestrahlt wurden oder eine um 30 Prozent reduzierte Futtermenge vorgesetzt bekamen oder für sie eine Kombination von Kalorienreduktion und Bestrahlung bestimmt wurde.

Die Forscher konnten die dadurch herbeigeführten Veränderungen sogar weitgehend erläutern. Gehemmt wurde in den Krebsgeweben der Labortiere in erster Linie die Informationsübertragung von einer Zelle zur anderen, normalerweise eine Aufgabe von Ribonukleinsäuren. Außerdem entwickelten sich in den Außenhüllen der Krebszellen mehr Eiweiße, und die dermaßen verstärkten Wände waren in der Phase einer Metastasierung schwerer zu durchbrechen. Den stärksten Käfigeffekt in Bezug auf ein Einsperren ihrer Krebszellen erlebten die Tiere in der Kombigruppe aus Kalorienbeschränkung und Bestrahlung.

Diese Ergebnisse sind deshalb so interessant, weil sich mit dem Polyphenol Resveratrol im menschlichen Körper eine wirksame Kalorienrestriktion imitieren lässt, ohne Hungergefühle. Resveratrol wurde vor fast 80 Jahren erstmals aus der Heilpflanze Veratrum grandiflorum isoliert und zählt zu den Phytoalexinen, mit denen Pflanzen sich selbst vor Krankheiten schützen. 1976 wurde die gleiche Substanz auch in der Weintraube nachgewiesen. Das war die Geburtsstunde der legendären Rotweinmedizin.

Als nächste Stufe planen die Forscher in Philadelphia einen Versuch, bei dem an 90 Patientinnen mit Brustkrebs im Anfangsstadium die direkten Folgen einer deutlich eingeschränkten Nahrungsaufnahme auf

1.200 Kalorien täglich mit zusätzlicher radioaktiver Bestrahlung ermittelt werden sollen.

Wissenschaftler wissen aber, dass es für Frauen mit einem solchen Schicksalsschlag sehr schwer ist, über einen längeren Zeitraum auch noch eine strenge Diät zu akzeptieren. Sie planen deshalb parallel dazu, es stattdessen auch mit kurzen Hungerintervallen zu versuchen.

An anderer Stelle zeigten Auswertungen von Ergebnissen aus der umfangreichen Nurses Health Study an Krankenschwestern, dass bei Brustkrebs eine Gewichtszunahme in den ersten zehn Wochen die Behandlungsergebnisse deutlich verschlechterte.

Weil die wissenschaftliche Datenlage zur Kalorienreduktion als Antikrebsmaßnahme noch sehr dünn ist, suchten beispielsweise einige Rehakliniken in Deutschland ab 2013 Patientinnen mit Brustkrebs für eine mehrmonatiger Studie mit einer Ernährungsart unter ärztlicher Begleitung, über die viele zu diesem Zeitpunkt wenig wussten: die ketogene Diät.

Ketonkörper, Low Carb, Paleodiät

Ohne auch nur einmal von einer Anti.Krebsdiät zu sprechen, entwickelte der amerikanische Ernährungswissenschaftler Dr. Robert Atkins 1972 mit der zu Recht als Diätrevolution bezeichneten Ernährungsform ein gezieltes Programm zur Produktion von Ketonkörpermolekülen. Sie sind ein Erbe der Evolution aus Hungerzeiten und dienten als Notfallreserve. Wenn es gar nichts mehr zu essen gab, bildeten sich diese Abfallstoffe. Auf der Basis der mühsamen Verwertung solcher Ketonkörper wurde die kohlenhydratarme (Low Carb) Atkins-Diät konzipiert. Sie soll den Körper ersatzweise zwingen, als hauptsächliche Energielieferanten Eiweiße und Fett zu nutzen. Größtes Argument für die Atkins-Diät war das ungebremste Essen nach Lust und ohne die Kalorien zu zählen, denn wegen der früher einsetzenden Sättigung durch Fett und Eiweiß nimmt man ohnedies weniger zu sich.

Tatsächlich wurde den Menschen während der letzten Eiszeit – vor gut einer Million Jahre bis in die Epoche vor der gegenwärtigen geologischen Phase vor etwa 10.000 Jahren - eine fettreiche Ernährung aufgezwungen. Anhänger der Paleodiät genannten Steinzeitdiät, nach griechisch paläo für altertümlich, schwören heute noch darauf, dass wir immer noch so geprägt sind. Tatsächlich wird auf dieser Basis verschiedenen Low-Carb-Varianten eine ganze Reihe von Gesundheitswirkungen zugeschrieben: mehr körperliche Ausdauer, eine bessere Figur, die Überwindung von Fressattacken oder der Ausgleich heftiger Blutzuckerschwankungen.

Im Gegensatz dazu zählt ein Überkonsum an Kohlenhydraten vom frühen Morgen bis spät nachts täglich über einen Zeitraum von etwa 16 Stunden als eine Grundursache der neuen Volkskrankheiten. Die damit verbundenen Belastungen, speziell für die Leber und die Bauchspeicheldrüse, wirken sich auf vielen Ebenen negativ auch auf das individuelle Krebsrisiko aus. Beispielsweise wird die Insulinproduktion auf höchstes Niveau gebracht, und dieses Hormon ist ein schwer zu bremsender genereller Wachstumsfaktor.

Umgekehrt lassen sich aus einer besseren Ernährung Ansätze für eine metabolische Antikrebsbehandlung ableiten.

Auf Grund solcher Erkenntnisse besteht einvernehmlich die Auffassung: Die Ausrichtung an einer ketogenen Ernährung mit gesunden Fetten, tierischen und pflanzlichen Eiweißen und nur einem sehr geringen Anteil an Kohlenhydraten ist für Menschen mit einer Krebserkrankung günstig. Und zwar nicht nur streng drei Tage lang, wie Dr. Johannes F. Coy sie in seiner Ant-Krebs-Ernährung zum Einstieg empfiehlt.

Die Erklärung beruht wieder darauf, dass die meisten Tumorzellen Zuckermoleküle aus den diversen Kohlenhydraten vergären und außerdem ihre Zellkraftwerke häufig beschädigt sind. Bei Zuckermangel können die meisten deshalb nicht auf eine Ernährung aus Fetten und Eiweißen ausweichen, und die übrigen nur eingeschränkt.

Kriterien einer Antikrebsdiät

Größten Wert legen die Wissenschaftler auf die Einschränkung von Nahrungsmitteln, die mit einer Wiederkehr von Krebserkrankungen in Verbindung gebracht werden. An erster Stelle wird vor einem hohen Gehalt an Zucker gewarnt, gefolgt von weiteren energiedichten Nahrungsmitteln wie Süßigkeiten, gebratenen und herausgebackenen, frittierten Gerichten und so genanntem Junk Food, wörtlich Schundessen.

Eine solche Ernährung begünstigt bei häufigem Verzehr die Entstehung von Fettsucht und Diabetes, die beide zur Krebsentstehung beitragen können. Studienergebnisse lassen keinen Zweifel: Raffinierte Kohlenhydrate stehen unter dem konkreten Verdacht, Prostatakrebs zu fördern. Fructose scheint unmittelbar, aber nicht ausschließlich die Bauchspeicheldrüse und den Dünndarm zu bedrohen.

Auch rotes Fleisch und industriell hergestellte Fleischgerichte haben eindeutig den Ruf, Krankheiten einschließlich Krebs herbeizuführen. Versuche zeigten, dass es im Dickdarm zur Aktivierung von krebsunterstützenden Genen (MDM2) kommen kann, ebenso zu Zellvermehrung direkt in diversen Schleimhäuten. Bei Standardtherapien gegen Darmkrebs verbesserten der Verzicht auf rotes Fleisch und verstärkte körperliche Aktivität das Risiko einer Rückkehr der Krankheit.

Rotes Fleisch gilt konkret als pro-entzündlich und damit als kanzerogen. Das bestätigte die „European Prospective Investigation into Cancer and Nutrition-Potsdam"-Studie an 2.198 Männern und Frauen. Je nach Verzehr von Rindfleisch, Lammfleisch und Wild wiesen sie unterschiedlich hohe Spiegel der Entzündungsmarker GGT und hsGGT auf.

Auch die BILD-Zeitung entschied sich am 13. Juni 2014 in der Sparte „Ratgeber Gesundheit“ zu einer Warnung vor rotem Fleisch und bereitete bestimmt einem Großteil ihrer nicht gerade für einen hohen Prozentsatz an Vegetarierinnen und Vegetariern bekannten Leserschaft Gewissensbisse mit der Aussage: „Gerade die Wirkung der sekundären Pflanzenstoffe spielt eine extrem wichtige Rolle bei der Antikrebsernährung. Pflanzenstoffe, wie sie in Gemüse und Beerenobst vorkommen, sind in der Lage, Krebszellen zum Absterben zu bringen.“

Dringende Empfehlung: Verzicht auf rotes Fleisch, jedoch sicherstellen, die im Fleisch enthaltenen Mikronährstoffe Eisen, B-Vitamine und

Aminosäuren auf andere Weise zuzuführen.

Ein Vergleich von 1.171 Blasenkrebspatienten mit 1.418 Personen ohne Krebserkrankungen zu Beginn der Studie lenkte im Verlauf ebenfalls einen schweren Verdacht auf große Mengen von prozessiertem Fleisch generell. Der Verzehr von Obst und Gemüse hatte keinerlei messbaren günstigen Einfluss auf die Risiken, jedoch das Vitamin B12 erwies sich als Krebsschützend.

Es gibt keinen Zweifel: Eine intelligent gewählte Nahrungsergänzung zur Prävention mit der Zielrichtung Krebsabwehr und Schutz vor einer Wiederkehr aktiviert und unterstützt die körpereigene Verteidigungsbereitschaft. Die gleichen Kräfte werden jedoch auch nach einer Diagnose in den Phasen der Auseinandersetzung mit diesen Krankheiten gebraucht.

Während einer Krebserkrankung droht das Syndrom einer Krebs-Cachexie, nach griechisch Kachexia, schlechter Zustand, gekennzeichnet durch Gewichtsverlust, Appetitverlust, Magersucht und generellem Substanzverlust. Deshalb galt lange Zeit jede Kalorie, die eine Patientin oder ein Patient zu sich nahm, fälschlicherweise grundsätzlich als gute Kalorie. Im Zuge der Weiterentwicklung von Behandlungskonzeptionen wurde jedoch immer stärker die Rolle einer richtigen, gezielten Ernährung als wichtiger Faktor sowohl für die Lebensqualität, als auch in Bezug auf die durch den Krebs verursachten Krankheitsvorgänge erkannt.

Unter Führung von Krebswissenschaftlern an der Thomas Jefferson University in Philadelphia (Pennsylvania, USA) veröffentlichte die Fachzeitschrift für begleitende und alternative Überlebens-Strategien bei Krebs, „Evidence-Based Complementary and Alternative Medicine", in der Ausgabe 2013, Artikel ID 917647, eine wegweisende Anleitung für den Einsatz von Mikronährstoffen in dieser fordernden Phase („Diet and Nutrition in Cancer Survivorship and Palliative Care").

Bei der Umsetzung der entscheidenden Erkenntnisse sind demzufolge mehrere Kriterien möglichst wirklichkeitsnah zu berücksichtigen: die Art der Erkrankung, die Prognose, der gegenwärtige Zustand, aktuelle Symptome, Erkenntnisse über die zu den Krebsentwicklungsschritten gehörenden Signalwege, die Behandlung und ihre möglichen Nebenwirkungen, das soziale Umfeld der betroffenen Person, mögliche kulturelle und religiöse Gesichtspunkte, sowie ethische und juristische Fragen.

Angestrebt wird unter schwierigen Umständen die notwendige Menge an Kalorien, parallel dazu das Vermeiden von kritischen Ernährungsgewohnheiten in Bezug auf eine Verschlechterung oder Wiederkehr der Erkrankung und das möglichst wirksame Verhindern von entzündlichen Prozessen, von Insulin-Resistenz und von oxidativem Stress.

Das alles gelingt nicht ohne die Sicherung einer ausreichenden Versorgung mit speziellen Mikronährstoffen.

Es gibt keinen Zweifel: Eine richtige Balance zwischen der Menge an Nahrung und ihrer Zusammensetzung und unserem Einsatz an körperlichen Aktivitäten entscheidet langfristig unsere Gesundheit mit. Problemen kann durch eine pflanzenreiche Kost, durch mageres Fleisch mit der Unterstützung von Präbiotika, Probiotika, mehrfach ungesättigten Fettsäuren der Gruppe Omega3 und Vitamin D in der Regel mit berechtigt günstigen Erwartungen gegengesteuert werden.

Vermutlich jede zweite Patientin oder jeder zweite Patient mit einer Krebserkrankung entscheidet sich ohne engere Absprache mit einer Ärztin oder einem Arzt für Vitaminpräparate, Heilpflanzenmischungen oder spezielle Nahrungsergänzungen. Bei einigen ist besondere Vorsicht geboten, denn es droht eine ausgeprägte Wechselwirkung mit anderen Medikamenten, beispielsweise beim Johanniskraut gegen Depression. Die Pflanzenstoffe verstärken unter anderem die Bildung bestimmter Enzyme mit vielen Wirkungen. So bauen sie im Körper die Inhaltsstoffe von Medikamenten ab. Das soll jedoch langsam in dem von der Pharmakologie dafür berechneten Zeitraum erfolgen. Durch eine Enzymvermehrung - so günstig sie generell sein mag - kann das schneller als geplant erfolgen, und ein Teil der therapeutisch beabsichtigten Effekte tritt nicht ein.

Von solchen einzelnen Einschränkungen abgesehen, wird behandelnden Ärzten geraten, die Ergänzung der normalen Ernährung durch sorgfältig gewählte Mikronährstoffe zu fördern und zu unterstützen.

Der Großteil der erhältlichen Supplementstoffe entspricht der Definition der amerikanischen Lebensmittelbehörde FDA als GRAS (Generally Recognized As Safe, generell als sicher eingestuft), zumal es sich immer um verzehrbare Stoffe aus der Nahrung handelt. Ihre Wirkung sollte bei einer Medikation jedoch stets berücksichtigt werden.

Präbiotika, Probiotika und Vitamin D

Eine große Zahl von Studien unterstreicht die Bedeutung der Ergänzung zur Nahrungsunterstützung mit Substanzen, die in der augenblicklichen Ernährung eines Patienten nicht enthalten sind. Sie werden dem Ziel eingenommen, den pathophysiologischen Zustand günstig zu beeinflussen. In erster Linie werden Funktionen des Abwehrsystems, chronisch entzündliche Zustände, Stoffwechselprozesse und die generelle Mikronährstoffsituation verbessert. Häufig muss eingerechnet werden, dass auch eine als gut eingestufte Ernährung die Basismikronährstoffe, Omega3-Fettsäuren, Präbiotika, Probiotika und Vitamin D nicht in ausreichender Menge enthält. Deshalb heißt es wörtlich: „Solche Ergänzungen sollten tatsächlich für jeden Patienten in Betracht gezogen werden."

Durch eine Verbesserung geschwächter Abwehrfunktionen, entzündlicher Prozesse und gewisser Mangelzustände schwinden die Komplikationen sowohl einer Erkrankung wie ihrer Behandlung.

Den Einsatz von Präbiotika und Probiotika empfehlen zunehmend mehr Studien. Denn der menschliche Körper enthält eine individuell geprägte Armee von Bakterien, vor allem im Magen-Darmtrakt. Dort werden sie auch am stärksten gebraucht. Die Verdauungsorgane sind ununterbrochen den Angriffen von fremden Eiweißstoffen in der Nahrung und aus der Umwelt ausgesetzt. Krebserkrankungen im Magen-Darmbereich machen etwa ein Viertel aller Erkrankungen mit bösartigen Zellwucherungen aus.

Kontinuierlich findet hier eine Auseinandersetzung des Kräfte-Dreiecks Wirtsorganismus – Ernährung - Mikroorganismen statt, und bei Krankheiten ist hier häufig die Balance verloren. Vermutet werden etwa ein Dutzend Wirkweisen, mit denen Probiotika die Wahrscheinlichkeit eines Krebsleidens reduzieren, allen voran durch das Binden und Abbauen von möglichen Schadstoffen.

Probiotische Bakterien produzieren eine bestimmte Linolsäure (CLA) mit anti-karzinogenen Effekten durch ungesättigte Fettsäuren.

Die Erforschung der Potentiale von Probiotika an der Krebsfront ist noch jung. Doch so viel steht schon fest: Gesundbakterien bewirken Effekte zur Reduzierung von Entzündungen, während schädliche Mikrolebewesen die Bildung von Zytokinen und anderer pro-inflammatorischer Substanzen herbeiführen. Entzündliche und auto-immune Darmerkrankungen (IBD und Crohn's Disease) erhöhen die Wahrscheinlichkeit einer Krebsentstehung. Umgekehrt kann ein gesundes Darmmikrobiom das Wachstum neuen Gewebes verhindern oder verlangsamen.

Forscher stimmen überein, dass diese gesunden Mikroorganismen mithelfen, beschädigte Gene zu eliminieren, generell den Ausbruch von Krebs zu verzögern, während sie Nebenwirkungen verbessern und Effekte einer Chemotherapie verstärken. Sie erschweren eine Rückkehr der Krankheit und heben die Stimmung.

Präbiotika sind nur langsam oder gar nicht verdauliche Kohlenhydrate, die mit den günstigen Mikroorganismen, den Probiotika, kooperieren. Solche Kohlenhydrate im Vergleich zu jenen mit hoher glykämischer Last erschweren die Entstehung bestimmter Krebsarten. Sie erleichtern beispielsweise Gesund-Bakterien das Anhaften an der Darmschleimhaut. So fördern sie ihre Dynamik, verstärken die Möglichkeiten der Immunabwehr und verbessern die Absorption von Mineralstoffen. Am häufigsten kommen sie als Inulin und als Fructo-Oligosaccharide (FOS) vor, die in Knoblauch, Chicorée, Artischocken, Spargel, Bananen, Zwiebeln und den Sojabohnen reichlich enthalten sind.

Auch bezüglich der Fettsäuren der Gruppe Omega3 gibt es zunehmend Belege, dass sie auch selbsttätig konkrete Antikrebspotentiale besitzen. Eindeutig werden die Linolsäure CLA und die Fettsäuren EPA und DHA mit einem zahlenmäßig geringerem Auftreten von Krebs in Verbindung gebracht, besonders in Kombination mit einem reduzierten Verzehr an tierischen Fetten der pro-entzündlich wirkenden Omega6-Gruppe. Das ist konkret für die Organe Darm, Lunge, Brust, Prostata, Speiseröhre und Bauchspeicheldrüse nachgewiesen.

Viel beachtet wurde eine Studie mit 525 schwedischen Männern, die an Prostatakrebs erkrankt waren. Die höchste Aufnahme von Omega3-Fettsäuren, beispielsweise aus Fischgerichten, und die höchste Überlebensrate gingen Hand in Hand.

Urteil der Wissenschaftler: „Angesichts der Fachliteratur erscheint der Einsatz von Omega3-mehrfach ungesättigten Fettsäuren bei Patienten mit Krebs wünschenswert."

Die Rolle von Multivitaminen

Multivitamine reduzieren Krebsrisiken leicht, aber nachweislich", urteilte 2012 die Zeitschrift der American Association for Cancer Research Frontiers. Sie zitierte aus der The Physicians' Health Study (PHS) II an 14.461 amerikanischen Ärzten über 50, von denen im Laufe der Beobachtung 2.669 an Krebs erkrankten, und kam zu dem Schluss: Wer Multi-Vitamin-Mineral-Präparate einnahm, hatte offensichtlich ein um acht Prozent verringertes Erkrankungsrisiko.

Ehe dieses Ergebnis als enttäuschend verbucht wird, sollte berücksichtigt werden: Das in der Studie eingesetzte Multi-Vitamin-Präparat enthielt Mikronährstoffe mit Effekten für Gehirn, Herz und Augen, darunter die Vitamine B6 und B12 für das Herz, B1, B2, B12 und Zink für das Gehirn und die Vitamine A, C, und E sowie Lutein für die Augengesundheit. Weitere 30 Nährstoffe in mikroskopisch geringer Dosierung zielten auf den Körper insgesamt. Das Präparat wurde nicht als spezielle Antikrebsnahrungsergänzung konzipiert. Und machte dennoch einen Unterschied aus!

Bessere Überlebenschancen hatten laut einer anderen Auswertung 2.236 Frauen mit Brustkrebs, die lange vor der Diagnose und während der Behandlung Multivitaminpräparate schluckten.

Quelle: „Multivitamin use and breast cancer outcomes in women with early-stage breast cancer: the life after cancer epidemiology study," Breast Cancer Research and Treatment, vol. 130, no. 1, pp. 195–205, 2011.

Keinen Unterschied machte es aus, mit der Einnahme nach Entdeckung der Krankheit zu beginnen.

Auch das Gesamtergebnis aus 19 Studien mit anti-oxidativen Substanzen für Patienten während ihrer Chemotherapie ergibt zumindest verlängerte Überlebenszeiten. Dabei wurden vor allem Glutathion, Melatonin, Vitamin A, Vitamin C, Vitamin E, ein umfangreicher Mix aus Antioxidantien und das Polyphenol Ellagsäure verabreicht. Diese Säure kommt in vielen Pflanzen vor, beispielsweise in Himbeeren, Preiselbeeren, Erdbeeren und Walnüssen.

Was ist an diesen Erkenntnissen wichtig? Die Verbesserung einer Ernährung in Bezug auf ihre anti-entzündlichen und anti-oxidativen Potentiale sollte in jeder Form von Krebsverhütung und Krebsbehandlung einen sehr hohen Stellenwert haben. Das ist die übereinstimmende Auffassung der Wissenschaftler.

Die Wirklichkeit folgt dieser Erwartung. Studien ergeben eindeutig, dass die Diagnose Krebs in den allermeisten Fällen Motivation für wesentliche Nahrungs-Veränderungen ist. Die Zeitschrift „Breast Cancer Research and Treatment" beobachtete 2011 an 1.560 britischen Brustkrebspatientinnen einen vermehrten Verzehr von Früchten, Gemüsen, Vollkornprodukten und weißem Geflügelfleisch bei deutlicher Reduzierung von fetten und süßen Lebensmitteln, von rotem Fleisch, raffiniertem Mehl, Kaffee und Alkohol.

Die Autoren werteten dieses Beispiel als Ermunterung an Patienten, eine aktive Rolle anzunehmen, denn es zeigt sich, dass Menschen ihren Lebensstil tatsächlich zu ändern vermögen, wenn sie es nur wollen. Ihr Hinweis: Die Mehrzahl der Antikrebsmikronährstoffe sollten möglichst schon direkt in der Basisernährung enthalten sein, also in Früchten, Gemüsen, Nüssen, gesunden Fetten und Ölen, ausgewählten Milchprodukten und magerem Fleisch. Ihr Fazit: Mikronährstoffe werden noch wichtiger sein, während die Krankheit Krebs und ihre Kosten in Zukunft zu einer immer größeren Bürde für die Gesellschaft werden.

Mangel an Vitamin D – ein Krebsrisiko?

Die Bedeutung ausreichender Mengen des Vitamins D für die Potentiale der Abwehrkräfte wird ebenfalls von zahllosen Studien bekräftigt. Die zwei alarmierendsten: Von 195 Krebspatienten, die zur radiologischen Bestrahlung eine Klinik aufsuchten, wiesen drei Viertel nicht befriedigende oder sehr niedrige Level des Sonnenvitamins auf, und zwar je stärker die Krebserkrankung fortgeschritten ist, desto markanter.

Quelle: „Vitamin D deficiency is widespread in cancer patients and correlates with advanced stage disease: a community oncology experience," Nutrition Cancer, vol. 64, no. 4, pp. 521–525, 2012).

Das traf auch auf jede dritte von 391 Frauen nach der Menopause mit Brustkrebs zu, die bereits in langer Behandlung waren.

Quelle: „Vitamin D deficiency in postmenopausal breast cancer survivors," Journal of Women's Health, vol. 21, no. 4, pp. 456-462, 2012).

Vitamin D-Mangel könnte demzufolge bei 75 Prozent der Frauen mit Brustkrebs beim Entstehen der Krankheit vorliegen. Vitamin D-Mangel könnte demzufolge bei 75 Prozent der Frauen mit Brustkrebs beim Entstehen der Krankheit vorliegen.

Das amerikanische National Center for Biotechnology Information hat 1.411 Studien über die günstige Wirkung von Vitamin D-Ergänzung auf das Krebsrisiko gespeichert.

Zahlreiche Studien verbinden die Sonneneinstrahlung am Wohnort mit der Wahrscheinlichkeit einer Krebserkrankung. Bei einem Workshop mit rund 100 Ärztinnen und Ärzten aus Deutschland, Österreich und der Schweiz in Bardolino, Italien, im Juni 2024 belegte der Gynäkologe und Ganzheits-Krebsarzt Dr. Adre-Robert Rotmann aus Rodgau, Hessen, mit zahlreichen Dias, dass jeder Breitengrad nördlich von Sizilien ein erhöhtes Krebsrisiko bedeutet. Eine unzureichende Ernährung, Autofahren statt Gehen und stundenlange Aufenthalte im Büro und in der Wohnung haben zur Folge, dass fast die gesamte Bevölkerung in Mitteleuropa unter einem Mangel an Vitamin D leitet.

Empfehlung: 2.000 IU-Vitamin D pro Tag.

Es ist deshalb dringend geboten, auch das Sonnenvitamin in Überlegungen zur Prävention und zur Behandlung von Krebs einzubeziehen.

Die Wissenschaft kennt interessante Gründe dafür.

Durch Kontakt mit dem Vitamin D-Rezeptor an Zellen von Prostatakrebs starten Moleküle des Sonnenvitamins Aktivitäten zur Unterbindung der Zellteilung und des Ausbrechens aus befallenen Zellen, während sie andrerseits deren Selbsttötung einleiten. Gleichzeitig wird die Expression von Genen neu differenziert, und damit werden Eigenschaften der Zelle in eine andere Richtung gelenkt.

Diese Veränderungen können im richtigen Augenblick das Wachstum stoppen.

Ähnlich hemmende Effekte wurden auch in der kranken Bauchspeicheldrüse und in den Eierstöcken erzielt.

Gemeinsam mit diversen Enzymen beeinflusst das Vitamin D dabei an die 200 verschiedene Gene, die im Krebsgeschehen verankert sind.

Für die Studie NHANES III (Third National Health and Nutrition Examination Survey) zwischen 1988 und 1994 wurde die Rolle von Vitamin D für die Überlebenschance von Menschen mit Lungenkrebs untersucht: Eine Menge größer als 44 Nanomol/Liter reduzierte die Sterblichkeit.

Daraus leitet sich die Empfehlung ab, eine tägliche Menge von 3.000 bis 5.000 Vitamin D IU zuzuführen.

Krebsrisiko Stoffwechsel

In die Hunderttausende gehende Analysen befassten sich bereits mit den Einflüssen der Umwelt, des Lebensstils und als Teil davon der Ernährung auf die Wahrscheinlichkeit einer folgenden Erkrankung.

Der britische Physiologe und Epidemiologe Professor Dr. Richard Doll an der Universität Oxford belegte im „British Medical Journal" 1950 als erster, dass Rauchen Lungenkrebs verursacht. Nach insgesamt weiteren 7.000 Studien in aller Welt ordnete der oberste Gesundheitswächter der USA deshalb 1964 an, dass Zigarettenpackungen mit einer Warnung vor Krebs versehen werden müssen. Diese Entscheidung hat bis heute - so wird aus der Abnahme der Sterblichkeit errechnet - allein in den Vereinigten Staaten mehr als acht Millionen Menschen das Leben gerettet. Gemeinsam mit seinem wissenschaftlichen Kollegen Richard Peto veröffentlichte Professor Dr. Richard Doll 1981 im amerikanischen „Journal of the National Cancer Institute" eine Studie, die als Meilenstein der Krebs-Forschung gilt: „Die Ursachen von Krebs" (Quelle: Doll, R. & Peto, R. The causes of cancer: quantitative estimates of avoidable risks of cancer in the United States today). Demzufolge sind je nach Krebsart bis zu 90 Prozent der Erkrankungen nicht genetisch bedingt, sondern von äußeren Faktoren mitgeprägt. Die Ernährung spielte damals in 35 Prozent der Fälle die größte Rolle, gefolgt von Rauchen und mit Abstand von Umweltgiften, künstlicher und natürlicher Strahlung, sowie chemischen Substanzen in Medikamenten und Drogen.

Die Erkenntnisse bringen mehr und mehr Wissenschaftler zu einer festen Überzeugung: Unabhängig von den Erbbestandteilen eines Individuums gibt es in Bezug auf Krebs konkrete Faktoren, die vor allem dadurch zu erklären sind, dass es sich um eine Erkrankung im Rahmen der Stoffwechselprozesse handelt.

Diese nicht leicht verständliche Bezeichnung umfasst viel mehr als den Metabolismus von Nahrung in Energie. Auch die mehr oder weniger erfolgreiche Aufnahme von Mikronährstoffen, von Tausenden Wirkstoffsubstanzen der Kategorien Vitamine, Enzyme, Aminosäuren, Mineralstoffe und unzähliger anderer, gehört dazu.

Einer der führenden Anti-Aging-Mediziner Europas bringt es - ausführlich in dem Kapitel: „Interview: Krebsschutz direkt aus der Natur"

- auf den Punkt: „Wir sehen, dass es Landstriche auf der Welt gibt, wo manche Krebsarten überhaupt nicht vorkommen, andere aber schon, und wenn beispielsweise asiatische Bewohner in das amerikanische Honolulu auswandern, dann haben sie in der neuen Heimat das gleiche Risiko wie die dortigen Menschen. Es ist nicht nur genetisch, sondern es hängt mit der Ernährung zusammen. Die Ernährung hat Stoffe in sich, die uns schützen."

Die klassische Medizin stuft Krebs nicht als eine Stoffwechselstörung ein und bekämpft die Krankheit traditionell als eine geradlinige Folge aus genetischen Defekten.

Angesichts nicht effektiver Therapien und Programme der Prävention bietet sich der erfreuliche Ansatz, die tatsächlichen Ursachen effektiver ermitteln und verhindern zu können.

Inzwischen gewinnt die Vermutung an Bedeutung, dass die Entstehung chronischer Entzündungsprozesse zusätzlich stark durch eine überwiegend sitzende Lebensweise gefördert wird. Und dass neben der Vermeidung von Inflammationen, zum Beispiel durch den Einsatz pflanzlicher Substanzen, die zu verhindernde Gefäßneubildung im Tumorgewebe den nächst interessantesten Ansatz für anti-kanzerogene Maßnahmen bietet.

Toxisches Sitzen

Auch das ist ein weit verbreitetes Krebsrisiko: toxisches Sitzen. Eine sitzende Lebensweise, verbunden mit dürftiger Ernährung, erhöht den Anteil an Körperfett, und das stört das Insulin-Glukose-Verhältnis. Übergewichtige haben in der Regel erhöhte Spiegel von beiden, und diese ungewollten Verhältnisse führen zu Bedingungen im Organismus, von denen die Entwicklung einer Krebserkrankung profitiert. Denn ein Überangebot an Zuckermolekülen im Blut fungiert wie ein Supernährstoff im Zellwachstum, und unkontrolliert wuchernde Krebszellen sind die gierigsten.

Solche Übergewichtkrebsleiden konzentrieren sich auf die Speiseröhre, die Bauchspeicheldrüse, den Dickdarm und auf die weibliche Brust der Frau nach der Menopause.

Im Frühjahr 2015 legten Wissenschaftler vom „Steinhardt's Department of Nutrition" an der New York University dazu Zahlen aus den Daten der Framingham-Studie vor, die seit mehr als 60 Jahren Ursachen von Herzerkrankungen und Krebsleiden erforscht. Generell scheinen sieben Faktoren belastende Schlüsselrollen zu besitzen: Körperfett, Aktivität, gewichtserhöhende Nahrungsmittel, Pflanzenkost, Fleischkost, Alkoholkonsum und die Nahrungszubereitung, beziehungsweise Industriekost.

Unter allen Warnungen in Bezug auf Krebs fielen jedoch zwei Komponenten positiv aus der Reihe, und zwar bei 2.983 Männern und Frauen, unter denen von 1991 bis 2008 480 Krebsfälle registriert wurden, die mit Übergewicht in Verbindung standen: Eine Obergrenze von zwei Drinks pro Tag für den Mann und einem Drink pro Tag für die Frau reduzierte stark die Wahrscheinlichkeit von Krebs, der gegen die weibliche Brust, gegen die Prostata und den Darm gerichtet war. Und Testpersonen mit einer Vorliebe für stärkehaltige Nahrung wie Teigwaren, Pizza, Nudeln oder Reis waren bei reichlichem zusätzlichem Verzehr von Obst und Gemüsen wesentlich besser geschützt vor Enddarmkrebs.

Extragefäße verhindern

Beinahe alle unterschiedlichen Krebsarten, die sich in den Deckgeweben bilden, bestehen aus festgefügten Zellen. Sie benötigen die Versorgung mit Blut, weil es Nährstoffe und Sauerstoff bringt und Abfälle entsorgt sowie Karbondioxid in den Brustraum transportiert. Das erfordert ein Netz an Gefäßen, die innen mit einer Schicht aus Endothelzellen ausgekleidet sind.

Konglomerate von weniger als zwei Kubikmillimeter Größe können dank ihrer Winzigkeit noch in vollem Umfang aus dem umgebenden Gewebe mit dem Notwendigsten versorgt werden. Sie verfügen nicht über eigene Versorgungs-Strukturen, die ihnen per Blut Sauerstoff und Nährstoffe liefern. Das ändert sich, während sie weiterwachsen: Es bildet sich Gewebe, das unter Sauerstoff-Mangel leidet. Das ist dann der Anstoß zur Bildung der eigenen Blutgefäße, Angiogenese genannt. Diese Blutversorgung von Krebsgebilden durch eigene Gefäße muss unbedingt vermieden werden.

Die wichtigsten Stufen dieser Aktivitäten können nach heutigem Wissensstand von Pflanzenstoffen und mineralischen Substanzen gehemmt oder unterbunden werden. Sie zielen direkt auf das Stoppen von Wachstumsprozessen in den Innenschichten der Gefäße. Dort besetzen sie beispielsweise Andockstellen, die sonst von zellerneuernden Eiweißen benutzt werden, den VEGFs, Abkürzung für Vascular Endothelial Growth Factor. Sie sind wesentlicher Stimulator einer Neubildung derartiger Blutbahnen. Sobald diese Proteine in einem Gewebe mit Krebszellen aktiviert werden, entfalten sie ihre besonderen Fähigkeiten, und in solchen Phasen sind sie gefährlich!

Großes Ziel einer Krebsverhütung ist deshalb die Hemmung dieses Proteins. Das führt am Ende sogar zur Zerstörung vorhandener Blutgefäße. Am Ende bildet sich der Tumor zurück.

Notwendige Komponenten für eine solche Rettungstat im menschlichen Körper kommen aus der Nahrung, und zwar aus einigen essbaren Pflanzen sogar reichlich: Brauner Seetang, beispielsweise, enthält einen Polysaccharidkomplex, der die Andockstellen für die wachstumsfördernden Eiweiße blockiert, und am Ende droht den Krebszellen das Aushungern.

Ebenso unterbinden diese ausgewählten Phytostoffe, beziehungsweise einzelne Spurenelemente die Tätigkeit von bestimmten Enzymen in den Zellmembranen und stoppen dort eine Zellbildung oder eine Zellausstreuung.

Ähnliche Wirkungen verspricht die in den meisten Kohlgemüsen gespeicherte Substanz Indol-3-Carbinol. Sie ist in der Lage, mit ihren Phytochemikalien den Stoffwechsel innerhalb von Krebszellen zu stören.

Die große Herausforderung besteht dabei, die Erneuerung von Blutbahnen in gesunden Geweben nicht zu behindern.

Dafür geeignete Wirkstoffe können über einen längeren Zeitraum auch aus der Verstoffwechselung einer Ketogenen Diät zur Verfügung gestellt werden.

Pflanzenhormon mit Zellschutz

Substanzen aus der grünen Apotheke der Natur bieten mehr als etwa fünf Dutzend unterschiedliche Anti-Krebsansätze. Die meisten lassen sich durch jeden Einzelnen von uns berücksichtigen.

Die dafür notwendigen wissenschaftlichen Ergebnisse liegen vor, manche schon seit über einem Jahrzehnt.

Die moderne Wissenschaft hat die Fähigkeiten, Substanzen, die sich in den Volksmedizinen seit unzähligen Generationen bewähren, in ihren Aktionen auf molekularer Ebene innerhalb einer Zelle zu analysieren.

So kam man beispielsweise einem für die Krebsprävention vielversprechenden Zusatznutzen eines der berühmtesten Gewächse der Ayurvedamedizin auf die Spur, Tinospora cordifolia.

Die pharmakologischen Empfehlungen umfassen seit Urzeiten Fieber, Diabetes, Magenleiden, Durchfall, Lepra, Asthma, Gelbsucht, Harnwegerkrankungen und Hautprobleme. In der westlichen Welt wurden weitere Indikationen hinzugefügt, und heute wird Tinospora cordifolia bei Alterserkrankungen verwendet, bei Osteoporose, Fettleibigkeit, Inkontinenz, Gefäßerkrankungen, Herzbeschwerden, Bluthochdruck, Wechseljahrsbeschwerden und andere Hormoneffekte.

Exakt dieses Gewächs - zu deren Gattung auch Cupressus Tularosa, Taxus wallichiana, Portulaca oleracea, Datura stramonium, Cannabis sativa, Himalaya-Eibe und Conyza Canadensis zählen – wird auffälligerweise von Raupen gefressen, ehe sie sich einkapseln und verpuppen.

Aus diesen Pflanzen wurde Mitte des 20. Jahrhunderts eine chemische Substanz isoliert, ein eiweißbildendes, also wachstumförderndes Steroid. Es weist große Ähnlichkeit mit jenem Hormon auf, das bei Insekten, Häutungstieren und Krustentieren die Mitose, also die Zellteilung für die neue Haut oder den Panzer, so reguliert, dass sie zwar stattfindet, aber in geordneter Weise. Immer handelt es sich um sehr umfangreiche Zellerneuerung, die streng kontrolliert werden sollte. Reptilien, Raupen und andere Tiere besorgen sich diesen Phytostoff durch den Verzehr bestimmter Pflanzen, die dieses Steroid für sich selbst entwickeln.

Die Substanz heißt nach dem griechischen Begriff ecdysis für Herauskriechen Ecdyson.

Versuche mit Ecdyson erbrachten ein interessantes Ergebnis: Bei Tieren, denen von außen ungewohnt große Menge zugeführt wurden, kam es zu Störungen ihrer Entwicklung. Die Signalwege bestimmter Nährstoffe innerhalb ihres Organismus wurden durch Ecdyson blockiert. Sie führten zu Missbildungen oder zu Unfruchtbarkeit.

Damit lag auf der Hand, was diese Substanz in einer Pflanze neben der eigenen Wachstumsregulierung außerdem bewirken soll: Effekte richten sich auch gegen gefräßige, pflanzenfressende Insekten. Nach Verzehr dieser Pflanze unterbrechen sie mit dem pflanzlichen Gift ungewollt ihre Versorgung mit wichtigen Substanzen. Sie töten sich quasi selbst – und die Pflanze ist vor ihrem Fressfeind gerettet.

Vermutet wird, dass gefährdete Pflanzen dieses Tier-Hormon gezielt als Waffe nachbauen.

Pflanzen mit einem hohen Ecdysonspiegel erscheinen tatsächlich als resistent gegenüber bestimmten Feinden. Bei weiteren Analysen wurden Ecydsonmoleküle in einer großen Anzahl von Pflanzen, die nicht miteinander verwandt sind, gefunden. Die hohe Verbreitung dieses sekundären Phytostoffes unterstreicht seine Bedeutung als pflanzliche Schutzsubstanz. Spinat zum Beispiel entwickelt sehr viel Ecdyson. Ein Kilogramm der Blätter dieses Gemüses enthält 20 bis 30 Gramm davon.

Also: Eine pflanzliche Substanz zur Wachstumshemmung! Diese Erkenntnisse brachten Wissenschaftler auf die Idee, den Regulierungsstoff Ecdyson aus Pflanzen zu isolieren und hochdosiert als Antikrebssubstanz zu testen.

Es begann mit Laborexperimente, bei denen gesunde Zellen des Gebärmutterhalses durch einen ecdysonhaltigen Tinospora cordifolia-Extrakt generell am Wachstum gehindert. Es folgten Kulturen mit menschlichen Darmzellen in Petrischalen, und die Ergebnisse waren ebenfalls ermutigend.

Weibliche Ratten mit angezüchtetem Krebsbefall der Eierstöcke waren die ersten Versuchstiere.

In unterschiedlichen Tierversuchen unter Verwendung von kanzerogenen Substanzen wurde bei bestimmten Mäusen mit besonderer Fähigkeit zur Krebsentwicklung (BALB-Mäuse) mit Ecdyson die Tumorentstehung unterbunden, offensichtlich durch Vermehrung der weißen Blutkörperchen.

In den letzten zwei Jahrzehnten wurden die Inhaltsstoffe zunehmend erforscht. Dabei wurden eindeutige Effekte in den Anwendungsbereichen Immunologie, Antikrebs-Aktivitäten, Störung des Leberstoffwechsels und Blutzucker-Entgleisung eruiert.

1998 trafen sich in der Universität Jena mehr als 130 Wissenschaftler aus aller Welt zu einem Ecdyson-Workshop. Schon damals waren an die 100 verwandte Substanzen bekannt, mit denen sie sich ebenfalls beschäftigten: Ähnliche Phytostoffe, die in einer Pflanze und nach Verzehr auch beim Menschen als Wachstumsfaktor wirken - und ab einer bestimmten Konzentration die Pflanze vor Schädlingsbefall schützen.

Ecdyson wird als kristallines weißes Pulver in Nahrungsergänzungskapseln angeboten.

Pflanzliche Unterstützung einer Therapie

Seit etwa zwei Jahrzehnten werden vorbeugend oder begleitend zu einer Behandlung ausgewählte Dutzende pflanzliche Substanzen eingesetzt, die in wissenschaftlichen Studien Antikrebseffekte bewiesen haben. Immer wieder verblüfft, dass ein und dieselbe Phytosubstanz gleichzeitig auf unterschiedlichsten Erdteilen und in völlig anderen Kulturregionen Aufgaben erfüllt, die ihr wohl während der Evolution zum Schutz der Pflanze auferlegt worden ist. Als verblüffendes Beispiel wurde bereits auf die Gruppe der pflanzlichen ätherischen Öle und Alkohole der Farcarinole hingewiesen. In den Wurzeln des Roten Ginseng, der Petersilie, der Karotte und auch im Efeu ist dieses natürliche Pestizid ein Killerstoff gegen Insekten, Bakterien und Pilzbefall.

Besonders in Bezug auf die Karotte wurde über einen langen Zeitraum jeder Nutzen ihrem Gehalt an Beta-Carotin zugeschrieben. Bis dänische Forscher entdeckten, dass Farcarinol einen mindestens ebenso großen Anteil daran hat. An der Universität von Süddänemark und am Landwirtschaftlichen Institut hatten sie einigen Ratten rohe Karotten, anderen Tieren Farcarinol verabreicht, und eine Kontrollgruppe ging leer aus. Alle Tiere waren in einem prä-kanzerösen Zustand. Bei jenen mit der alkoholischen Karottensubstanz war die Zahl der anschließend tatsächlich erkrankten Tiere um ein gutes Drittel niedriger.

Farcarinol ist auch ein wesentlicher Bestandteil in den Doldenblüterarten, mit denen auch Gewürze verwandt sind: Koriander, Kümmel, Anis, sowie Dill, Sellerie und Fenchel. Nach Verzehr wirkt es im menschlichen Körper anti-bakteriell und schmerzhemmend.

Im staatlichen Institut für Pflanzenforschung in Neuseeland wurde außerdem beobachtet, dass Farcarinol in den Mechanismus eingreift, der den Transport eines Stoffes hinein in eine Zelle regelt. Offensichtlich werden so der Krebszelle notwendige Wachstumsstoffe verwehrt.

Ähnliche Transportfunktionen erfüllen bereits eine ganze Reihe von weiteren Transportsubstanzen bei Maßnahmen zur Erhöhung einer Energieleistung im Minikraftwerk einer Zelle.

Solche unterstützende oder bremsende Prozesse entscheiden mit, ob die bei einer Chemotherapie verabreichten Substanzen wirklich bis in das Zellinnere gelangen. In diesem Sinne kann die Phytosubstanz Farcarinol die Wirksamkeit einer medikamentösen Krebsbehandlung bei gleicher Dosis erhöhen, ohne mehr Nebenwirkungen.

Ein erster Versuch soll mit an Brustkrebs erkrankten Patientinnen wissenschaftlich gestartet werden.

Antikrebseffekte durch Pfirsichphytostoffe

Fast im Wochentakt werden unseren alltäglichen pflanzlichen Nahrungsmitteln weitere Fähigkeiten zuerkannt. Der beteiligte Wissenschaftsbereich heißt Ernährungsbiochemie, und die führende Fachzeitschrift „Journal of Nutritional Biochemistry" meldete in der Ausgabe vom März 2014 ein Forschungsergebnis aus der Washington State University, das Schlagzeilen verdient hätte: Phytoalexinsubstanzen in der Pfirsichfrucht enthalten Moleküle, die das Wachstum von Brustkrebszellen und ihre Metastasierung hemmen können. Die aktiv wirkenden Phytostoffe im Pfirsich zählen zu den Polyphenolen.

In ihrer Untersuchung verpflanzten die Wissenschaftler aggressive Brustkrebszellen unter die Haut von Mäusen. Nach einer Woche wurden den verschiedenen Gruppen hohe oder niedrige Polyphenolmengen aus der Pfirsichfrucht ins Futter gemischt.

Das brachte die erhofften günstigen Resultate: Mäuse der höchsten Phytostoffgruppe entwickelten nur langsam wachsende Tumore, die meisten völlig ohne eigene Blutgefäße, die für die Ausbreitung von Zellen in andere Körperbereiche nötig wären. Weitere Untersuchungen ergaben, dass außerdem im Gewebe bestimmte krebsfördernde Enzyme fehlten, die normalerweise ebenfalls zur Metastasierung beitragen.

Die Forscher bezifferten die in ihren Beobachtungen verwendeten Polyphenolmengen adäquat zwei oder drei Pfirsichen pro Tag, die von einem Menschen verzehrt werden.

Sie wiederholten eine Forderung, die fast schon ein Mantra in den Kreisen bestimmten Krebsforscher ist (Quelle: Professorin für Nährstoffe Dr. Giuliana Noratto): „Wir glauben fest, dass Menschen sich heilen können durch eine gute Ernährung und eine gute Versorgung mit medizinischen Pflanzensubstanzen."

Eine der am meisten beachteten internationalen Studien in einer wissenschaftlichen Ernährungsfachzeitschrift über die Häufigkeit von Krebserkrankungen in Abhängigkeit vom Lebensstil brachte das Wissen um Krebsabwehr durch Nährstoffe deshalb so auf den Punkt: „Diese Ergebnisse können uns mit Orientierung zur Verhütung von Krebs versorgen“ („These results can provide guidance for prevention of cancer“, in „Nutrients“ 2014, 6, 163-189; doi:10.3390/nu6010163).

Krebsschutz aus der Preiselbeere

Die eigentlich säuerliche Preiselbeere, getrocknet und durch zuckerige Lösungen schmackhaft gemacht, hat sich als modische Cranberry in unseren Supermärkten in den Vordergrund gedrängt wie kaum eine andere essbare Frucht in den zurückliegenden zehn Jahren. Zu Grunde lag eine Fülle von Gesundheitswirkungen der Substanzen in den Beeren dieses Heidekrautgewächses, von denen die populärste der Schutz von Harnwegen vor Infektionen ist.

Für Wissenschaftler ist der weit interessantere Forschungsansatz jedoch die Preiselbeere als Anti-Krebsmittel. Schon ein Blick auf ihre wichtigsten Inhaltsstoffe beeindruckt: Phenolsäuren, die blauviolettdunkelroten Farbstoffe Proantocyanide und Antocyane, Quercetine, Epikatechine und Triterpenoide.

Während die Mehrzahl der Studien mit Preiselbeeren entweder an menschlichen Zellen in der Petrischale oder an Versuchstieren durchgeführt wurden, hat sich doch herausgestellt, dass es die Synergie aller dieser Substanzen ist, die das meiste bewirkt. Eine Reihe von Mechanismen sind eindeutig definiert: geblockte Genveränderungen in Zellwänden, einerseits gehemmte, andrerseits aktivierte Enzyme, sowohl normale wie entgiftende, sowie die Auslösung der Selbsttötung beschädigter Zellen, ehe sie zu Krebs werden.

Kein Wissenschaftler ist überrascht, denn die Preiselbeerwirkstoffe sind anti-inflammatorisch und anti-oxidativ und können auf diese Weise die Wahrscheinlichkeit einer Krebsentstehung reduzieren.

Mit dunklem Bier grillen ohne Krebsangst

Ein schlechtes Gewissen wegen der Lust auf gegrilltes Fleisch kann möglicherweise mit einem witzigen Trick eliminiert werden: Indem das Grillgut zuvor vier Stunden lang in Bier mariniert wird. Diese Entwarnung kam rechtzeitig zum Auftakt der Grillsaison im Mai 2014 aus Portugal.

Viele Studienergebnisse lassen befürchten, dass die Fleischzubereitung unter sehr hohen Temperaturen, etwa auf einem Grill, zu einem höheren Darmkrebsrisiko beitragen kann. Denn die entstehenden organischen Verbindungen, abgekürzt PAK für polyzyklische aromatische Kohlenwasserstoffe, haben toxikologische Eigenschaften und sind nachweislich kanzerogen.

PAKs kommen natürlich in Kohle und Erdöl vor. Teer ist deshalb im Straßenbau und bei der Dachabdichtung seit 1970 verboten. Die Aufnahme erfolgt durch die Atmung, über das Trinkwasser oder über die Nahrung. Durch Krebs gefährdete Organe des Menschen sind: Lunge, Kehlkopf, Haut, Magen, Darm und die Blase. Bei Schornsteinfegern werden diese Kohlenwasserstoffe für eine erhöhte Hautkrebsgefahr verantwortlich gemacht.

Ein Team der Universität Porto (Portugal) legte Schweinekoteletts vor dem Grillen vier Stunden in Bier der Geschmacksrichtung Pils, in alkoholfreies Bier und in dunkles Gersten-Malz-Bier. Dunkles Bier reduzierte die folgenden Kohlenwasserstoffe der acht wichtigsten PAK-Gruppen am stärksten auf weniger als die Hälfte - nach dem Urteil der Wissenschaftler ein ausreichend guter Beitrag zur Reduzierung eines Krebsrisikos.

Chili, Resveratrol, Knoblauch & Grüner Tee

Die biologischen Ereignisse vor oder während eines Krebsgeschehens, die mittels pflanzlichchemischer Stoffe Krebsschützend, Krebs-vorbeugend oder krebshemmend auf ganz konkrete Aktivitäten beeinflusst werden, tragen griechischlateinische Namen, für die sich schwer leicht verständliche Bezeichnungen finden lassen: Zellentgiftung durch Enzyme (Detoxifikation), Reparatur von beschädigten Erbbestandteilen (DNA-Reparatur), Zellzyklusabläufe (Progression), Zellvermehrung (Proliferation), Zelldifferenzierung mit Selbsttötung (Apoptose), Entwicklung von tumorunterdrückenden Genen (Tumorsuppression), Unterbindung von Gefäßneubildung (Angiogenese) und Ausstreuung von Geschwulstkeimen (Metastasen).

Forschungsergebnisse aus Hunderten Universitäten in allen Erdteilen entdeckten eine Reihe von Wirkungen dieser unterschiedlichen Phytochemikalien: Substanzen aus Kruziferen und Nutzpflanzen wie Brokkoli und alle weiteren Kohlarten, sowie seifenartige Pflanzenglykoside der Saponinengruppe können die Entstehung der Innenauskleidung von Zellen hemmen und so die Bildung von Blutgefäßen verhindern.

Die Phytinsäure ist Bestandteil aller pflanzlichen Samen und damit der Vollkornprodukte, mit Konzentration in der äußeren Hülle. Diese Säure bindet offensichtlich nur in Krebszellen, nicht aber in gesunden Zellen, wichtige Mineralien wie Calcium, Eisen, Magnesium, Zink unlöslich, so dass sie für die Entwicklung unkontrollierten Wachstums nicht zur Verfügung stehen. Phytinspitzenreiter in der menschlichen Nahrung sind Weizenkleie, Weizenkeime und Erdnüsse.

Knoblauch und Kruziferengemüse wie Brokkoli zeigen die Fähigkeit, die äußere Struktur des Zellgebildes zu festigen. Diese Struktur muss von einer Krebszelle zweimal überwunden werden: wenn sie sich von ihrer Umgebung löst, um verschleppt zu werden, und wenn sie am Ziel in neues Gewebe eindringen soll. Diese Pflanzensubstanzen hemmen beide Prozesse.

Antioxidantien, Folsäure und Polyphenole können - wie ausführlich beschrieben - die schädliche Rolle von freien Sauerstoffradikalen neutralisieren und auf diese Weise die Erbbestandteile von Zellen und spezielle krebshemmende Gene vor Veränderung bewahren.

Zunehmend werden pflanzliche Substanzen identifiziert, die wissenschaftlich nachgewiesene spezielle Antikrebssteuerungsmechanismen auslösen.

Hier einige Einzelwirkungen in der Analyse:

Anti-entzündlich: Die meisten an der Krebsfront vereinten Phytosubstanzen sind stark entzündungshemmend, besonders die bakterizide Knoblauchschwefelverbindung Diallylsulfid.

Gebremste Krebsenzyme: Krebserzeugende Stoffe benötigen Enzyme zur Entfaltung. Das Verhindern dieser Enzymreaktionen ist ein krebsschützender Prozess durch Isothiocyanaten aus dem Brokkoli und den meisten Kohlarten.

Pflanzliche Entgiftungsstoffe: Ebenso die gleichzeitige Entgiftung des Zellgewebes. Auch die scharfen Ingwerphenole Gingerol und Shogaol steigern eine derartige Detoxifizierung. Sie besitzen zusätzlich chemopräventive Fähigkeiten, ähnlich den in der Krebstherapie eingesetzten Zytostatika.

Hormonsteuerung durch Pflanzenstoffe: Die für Schwangerschaften im Körper der Frau vorgesehenen Wachstumswirkstoffe sind nach der Menopause weiterhin vorhanden und begünstigen jetzt östrogenabhängige Tumore. Spezielle Naturstoffe haben die günstige Eigenschaft, die Hormonumwandlungen von einer Erhöhung des Brustkrebsrisikos weg in eine harmlosere Richtung zu leiten. Das bewirkt Indol 3 Carbinol (in Brokkoli, Kohl).

Risikoreduktion durch Chili und Grüner Tee: Einen vergleichbaren Effekt erzielte der scharfe Chiliwirkstoff Capsaicin bei isolierten Prostatazellen. Geschwulste schrumpften auf ein Fünftel ihrer Größe. Für bestimmte Krebszellen (Darm, Brust) fungiert Insulin als Wachstumsfaktor. Eine Reihe von Katechinen, zum Beispiel im Grünen Tee, reduzieren Enzyme, die zu hohen Insulinspiegeln beitragen, und reduzieren dadurch eine Krebswahrscheinlichkeit.

Von Häutungstieren abgeschaut: Das aufbauendes Insektensteroid Ecdyson, das bei den Häutungstieren die Zellteilung reguliert, hat nach Verzehr durch den Menschen weitere Vorteile. Es baut kontrolliert Proteine auf, es wird wahrscheinlich auch gegen Bindegewebsschwäche wirken und es befreit von Wechseljahrsbeschwerden.

Das Ecdyson kommt besonders reichlich im Spinat vor. Popeye, der Comic-Figur-Seemann mit den Supermuskeln, der Spinat aus Konservendosen verzehrt, hat also einen erstaunlichen wissenschaftlichen Hintergrund …

Resveratrol, Superregelsubstanz aus der Rotweinmedizin: Funktionen wie das Wachstum werden auch in Pflanzen durch Gene eingeschaltet und ausgeschaltet. Störungen dieser Aktivierung und Deaktivierung begünstigen die Entstehung von Karzinomen. Eine davon betroffene Zelle produziert gewisse Eiweiße vermehrt, beziehungsweise gar nicht. In diese komplizierten Regelmechanismen greifen viele Phytosubstanzen ein. Eine der aktivsten Substanzen mit größter anti-onkologischer Bedeutung ist das Resveratrol aus der Rotweinmedizin.

Tomaten-Power gegen Tumore: Botanische Stoffe greifen jeweils in eine ganz bestimmte Phase in die stufenweisen Abläufen einer Tumorentwicklung ein. Gleich eine Fülle solcher Wirkungen beweist der Tomatenfarbstoff Lycopin in vielen Studien. Dieser Phytostoff hemmt das Krebswachstum, reguliert die Zellzyklen, schränkt die Rolle des Insulins ein, verhindert DarlLäsionen und fördert Antikrebsenzyme.

Phytomix aus dem Bienenstock: Der Schutz vor Infektionen und anderen durch Erreger ausgelösten Erkrankungen ist offensichtlich ebenfalls stark Krebsprotektiv. Mit Propolis, einem besonderen Phytomix aus Vitaminen, Aminosäuren, Mineralstoffen, Harzen und Bioflavonoiden, bewahren sich Bienen ihre Lebensräume frei von Keimen, Bakterien und Pilzen, obwohl 40.000 bis 60.000 von ihnen auf engstem Raum kooperieren. Dieses Propolis hemmte sowohl in Tierversuchen, als auch im Labor das Wachstum von Zellen unterschiedlicher Krebsarten durch die herbeigeführte Apoptose (Zelltod).

Eiweißschutz aus dem Fleisch: Vor allem das fast jeder Zelle innewohnende Erbmaterial ist von aggressiven Sauerstoffradikalen bedroht. Chromosomen, die fadenförmigen Erbgutkörperchen, zeigen Brüche oder andere Abweichungen von der Norm und verklumpen mit zunehmendem Alter miteinander. Die Hemmung von zellulären Alterungsprozessen wird generell als schützend eingestuft. Die gefährlichsten Veränderungen betreffen Eiweiße, denn unter dem Einfluss von oxidativem Stress kommt es im Blut in einer Wechselwirkung mit Zucker zu einer Art Karamelisierung. Eine aus zwei Aminosäuren gebildete Nahrungssubstanz, das Carnosin, kann solche Schädigungen unterbinden.

Carnosin verhindert, dass sich in weiteren Schritten unumkehrbare Verzuckerungsendprodukte bilden. Die für den Menschen wichtigste Carnosinquelle ist Fleisch.

Die generelle Versorgung mit Carnosin nimmt im Alter ab, möglicherweise auch durch einen geringeren Fleischverzehr, der die Zufuhr von Carnosin als Nahrungsergänzung ratsam erscheinen lässt.

Katechine gegen Krebs

Grüner Tee wird in China und Indien seit Jahrtausenden als Heilmittel konsumiert, während die westliche Welt ihn erst langsam zu schätzen lernt. Alle aus den Blättern der Camellia sinensis gebrühten Tees zusammen sind nach dem Wasser das zweithäufigste Getränk der Welt. Für Schwarztee werden die Blätter durch hohe Hitze getrocknet, also oxidiert, was früher fermentiert genannt wurde.

Die Basis von Grüner Tee hingegen sind frische, nur kurz gedämpfte Blätter. Fast die Hälfte ihres Gewichts sind stark anti-oxidative Polyphenole, davon hauptsächlich Katechine.

Sie gelten traditionell als Medikamente gegen mentale Defizite, Diabetes und weitere Stoffwechselprobleme. Auch Krebs wird mit immer mehr Nachdruck als Indikation angeführt. Der bekannteste Grüner Teewirkstoff, Epigallocatechin-3-Gallat (EGCG) ist das vielleicht effektivste Antioxidans gegen freie Sauerstoffradikale und kann auch giftige Eiweißablagerungen im Gehirn auflösen.

Die erste chronobiologische Nahrungsergänzung enthält Grüner Teeextrakte in der Morgenkapsel und erklärt konkret in der Produktbeschreibung: „Katechine, zum Beispiel im Grünen Tee, reduzieren jene Enzyme, die zu hohen Insulin-Spiegeln beitragen. Dadurch senken die polyphenolen Pflanzenbestandteile die Konzentration dieses Hormons. Für bestimmte Krebszellen, vor allem im Darm und in der Brust, fungiert Insulin als Wachstumsfaktor."

Aber Wissenschaft forscht weiter und weiter …

In der Zeitschrift „Metabolomics" lieferten Forscher vom Los Angeles Biomedical Research Institute im Mai 2014 weitere Details. Sie entdeckten, dass in Zellen von Bauchspeicheldrüsenkrebs die Teemoleküle ein kritisches Enzym, LDHA, bremsen. Es ist mitentscheidend für die verstärkte Ernährung von Tumorgeweben.

Deshalb kann bei manchen erfolgreichen Therapien des Diabetes durch die Regulierung des Blutzuckerspiegels auch eine Abnahme von Krebsrisiken erwartet werden.

In die gleichen Stoffwechselvorgänge greifen die Katechine des Grünen Tees ein. Krebszellen saugen zwar Zuckermoleküle auf, doch durch Katechine wird die Verarbeitung dieser Energiestoffe in den Minikraftwerken, den Mitochondrien, behindert und unterbrochen.

Im Tierversuch wurden solche Ergebnisse schon an Darmzellen und Prostatazellen konkret nachgewiesen.

Krebsprävention durch Pflanzenhormone

• Isoflavone • Soja • Rotklee

Krebs ist ein vielstufiges Geschehen, das sich manches Mal sogar über Jahrzehnte erstreckt und das vor allem in seinen frühen Phasen für vorbeugende Maßnahmen zugänglich ist. Seit etwa zwei Jahrzehnten findet Prävention starke Befürworter in Kreisen der Wissenschaft auch außerhalb der Medizin. Molekularbiologen identifizierten als chemopräventive Moleküle bestimmte, faserige Pflanzengewebe, die meist Ballaststoffe genannt werden. Viele Phytostoffe zeigen in ihren funktionellen Eigenschaften Wirkungen als Botenstoffe, die durchaus mit den Effekten menschlicher Hormone verglichen werden können.

Mit einer großen Einschränkung. Ihre Kraft ist ungleich milder, nämlich hundert bis tausendmal schwächer als körpereigene Östrogene, Gestagen oder Testosteron.

Die Zahlen der nationalen Krebsgesellschaften machen große Unterschiede in der Häufigkeit von Tumorerkrankungen, die vom Hormonsystem mitbeeinflusst werden, deutlich. In Europa und in den USA ist diese Bedrohung wesentlich größer als beispielsweise in China und Japan. Verschiedene Schlussfolgerungen belegen, dass dabei die Ernährung ein entscheidender Faktor ist.

Das führt direkt zur Sojapflanze.

Warum Ärzte den Einsatz von Pflanzenstoffe mit dem gleichen Enthusiasmus betreiben sollten wie ihre herkömmlichen Therapien, erklärten unabhängige Beobachter mit Hinweis auf die Verhältnisse in Japan.

Japan ist das Mutterland einer in der Humanmedizin bedeutendsten sekundären Pflanzenstoffgruppe, der unterschiedlichsten Isoflavone. Ihr Name setzt sich aus iso, griechisch für gleich, und flavus, lateinisch für gelb, zusammen, denn sie sind die Grundsubstanz der gelben Pflanzenfarben.

Wie fast sämtliche Phytostoffe erfüllen sie in der grünen Apotheke der Natur zahllose Aufgaben, so zum Beispiel auch in aromatischen Alkoholen der großen Gruppe der Phenole.

Eine große Debatte entwickelte sich aus Beobachtungen im Zusammenhang mit Substanzen der Sojapflanze.

In Asien ist Soja die bedeutendste Quelle von Isoflavonen, mit einem reichen Vorrat der wichtigsten Vertreter, Genistein und Daidzein.

Die bisher eindrucksvollste Isoflavonestudie analysierte Daten von 21.852 Japanerinnen im Alter von 40 bis 59 Jahren bei Beginn der Aufzeichnungen. Vor allem die Ernährungsgewohnheiten wurden studiert. Jene Frauen mit dem höchsten Anteil an Soja in ihrem Essen - Sojaeiweiß, Tofu, Miso, Sojamilch - hatten im Vergleich zu den Untersuchten mit dem geringsten Appetit auf Soja eine um 54 Prozent geringere Wahrscheinlichkeit, an Brustkrebs zu erkranken.

Eine noch reichhaltigere Pflanze ist Roter Klee in Europa, der vor allem als Tierfutter eine große Tradition hat und spärlich höchstens als Nahrungsergänzung verwendet wird. Leider - denn Roter Klee enthält zwei weitere Isoflavone, Formenonetin und Biochanin A, die weitere krebspräventive Moleküle aufweisen. Deren Effekte sind bis zu fünfzigmal stärker als die der Sojabohne und noch bekömmlicher, da sie glukosegebunden besser bioverfügbar sind.

Förderung oder Abschwächung – je nachdem

Isoflavone werden wegen einer verblüffenden Eigenschaft Phytoöstrogene genannt, denn sie lösen nach Verzehr im menschlichen Körper Reaktionen ähnlich den körpereigenen Geschlechtshormonen aus. Ihre Wirkung ist immens milde. Das erweist sich gerade als Mittel der Krebsabwehr als außerordentlich nützlich.

Sobald unsere Drüsen Hormone freisetzen, geschieht dies mit gezielter Absicht. Und tatsächlich wandern diese Moleküle zu dem Organ oder Gewebe ihrer Wahl. Dort verfügt jede einzelne Zelle über verschiedene Andockstellen für Botenstoffe. Bis zu 40 solcher Rezeptoren pro Zelle wurden schon identifiziert. Sie fungieren als Kommunikationshilfen des Nervus Sympathicus und des Zentralnervensystems zur Steuerung zahlreicher Stoffwechselfunktionen. Einige der Schaltstellen sind Kontaktpartner für die gewünschte Verstärkung einer biochemischen Reaktion, andere werden für das Gegenteil aktiviert, für eine Reduzierung.

In den jeweiligen Rezeptor passt immer nur das Hormon mit dem entsprechenden Befehl, wie ein Schlüssel in ein Schloss. Das ist der einzige Weg, erfolgreich eine gewünschte Wirkung auszulösen – vermehren oder abschwächen.

Und auf genau diese Andockstellen pflanzen auch pflanzliche Moleküle!

Im weiblichen Körper sind die Hauptvertreter der Östrogene - wissenschaftliche Bezeichnung: Estrogene - wegen ihrer Rolle in der Fortpflanzung grundsätzlich auf Vermehrung programmiert. Wirksamstes und wichtigstes Hormon ist das Östradiol, zuständig beispielsweise für das starke Wachstum der Gebärmutterschleimhaut im Rahmen des monatlichen Zyklus.

Partner und Gegenspieler der Östrogene ist das Hormon Progesteron.

Wenn nach der Menopause die Produktion der Hormone der Östrogenfamilie reduziert wird, fällt häufig noch stärker der Progesteronspiegel ab. Dann kommt es trotz der Östrogenabschwächung zum Übergewicht der auf Wachstum zielenden Botenstoffe. Dadurch droht nach der Menopause eine unnatürliche risikobehaftete Dominanz von Hormonen mit auf Vermehrung programmierten Eigenschaften, und das erhöht das Tumorrisiko in dieser Lebensphase enorm.

Denn aus Östrogenen wird durch Verstoffwechselung in der Regel Östriol, das nach der Menopause in hoher Konzentration das Brustkrebsrisiko steigert.

Östrogene werden mit Eiweißen im Blut transportiert. In einigen Geweben des weiblichen Körpers droht ihre Wachstumswirkung verstärkt, weil sie besonders viele Andockstellen für Eiweiße haben: die Brust, die Gebärmutter und die Eierstöcke der Frau. Das Gleiche gilt für die Hoden des Mannes.

Vor allem ein hoher Prozentsatz der Brustkrebserkrankungen wird als hormonrezeptorpositiv oder als östrogengesteuert diagnostiziert.

Genau hier kommen Isoflavone ins Spiel.

Die Phytoöstrogene bieten Schutz vor hormonabhängigen Tumoren, weil sie die Funktionen des wichtigsten körpereigenen Östrogens, des Östradiols, sehr günstig beeinflussen. Das ist vielleicht schicksalshaft. Isoflavone fördern die anderen Hormonwirkungen der Östrogene, Fraulichkeit statt Vermehrung. Das geschieht vor allem über Rezeptoren, die für die Regulation der Haut, des Knochenstoffwechsels und der Blutgefäße aktiviert werden. Wegen dieser Effekte wird Östrogen auch das Hormon der Schönheit genannt.

Pflanzliche Moleküle passen im menschlichen Körper auf dieselben Rezeptoren, über die unsere körpereigenen Hormone ihre Impulse an die betreffende Zelle abgeben. Dort ist der Reaktionspunkt für ihre dynamischen Wachstumssignale durch das fast unwirksame Pflanzenmolekül erst einmal blockiert.

Entsprechend den Umständen, die in der Zelle vorherrschen, haben Isoflavone Effekte in die eine oder andere Richtung. Mitentscheidend ist, wieviel Östrogene der Körper noch produziert und wie groß die Zahl der Rezeptoren ist, die sie beeinflussen. Bei tiefen Östrogenspiegeln bewirken sie eine schwache Pro-Östrogenwirkung. Bei einer Östrogendominanz wirken die gleichen Moleküle erstaunlicherweise insgesamt bremsend und abschwächend, weil sie die körpereigenen Hormone und deren hundertfach bis tausendfach hundertfach stärkeren Steuerungsimpulse durch Besetzung der Rezeptoren fernhalten.

In den meisten anderen Zellverbänden wie beispielsweise der Lunge, den Blutgefäßen und den Knochen wirken Isoflavone in der Regel auf günstige Weise stoffwechselfördernd. Deshalb werden ihnen schützende Wirkungen in Bezug auf Arteriosklerose und Osteoporose gutgeschrieben.

Isoflavonemoleküle wurden in Hunderten Versuchen als jener Nahrungs-Bestandteil identifiziert, der die Wahrscheinlichkeit einer Erkrankung der Brust oder der Prostata mitbestimmt.

In Tierversuchen erwies sich Genistein, der auch mengenmäßig bedeutendste Isoflavonebestandteil, als die treibende Kraft. In angesetzten Kulturen menschlicher Krebszellen zeigt Genistein Effekte auf Gene, die den Zellerneuerungszyklus und die Selbstzerstörung regeln. Dieses Hauptisoflavon unterbricht außerdem die Kommunikation entlang von zwei Krebsentwicklungspfaden, Pathways, und hemmt durch anti-oxidative Einflüsse die Neubildung von Blutgefäßen.

Ohne sie stößt das Tumorwachstum an Grenzen.

Darüber hinaus erklären bereits zahlreiche Analysen, wie Genistein auf molekularer Ebene einer Zelle agiert.

Außer in der Sojapflanze und im Rotklee sind Isoflavone und verwandte Flavonoide in Teeblättern und in einer Reihe von Gemüsen und Früchten wie Äpfel, Pflaumen, Bohnen, Linsen und Zwiebel enthalten.

Europas Pflanzensensation: Rotklee – wirksamer als Soja

Forschungen der Universitätsfrauenklinik Wien belegen: Eine spezielle Rotkleesubstanz (MF11RCE) beeinflusst günstig einige Gene, die mit Brustkrebs assoziiert werden. Diese uralte Kulturpflanze, meist versteckt zwischen anderen Gräsern auf heimischen Wiesen und Feldern, die schon Hildegard von Bingen und Paracelsus begeisterte, wird immer öfter im Zusammenhang mit schützender Wirkung bei krebsgeschädigten Zellen (Brustkrebs, Prostatakrebs) genannt. Angeboten werden Rotkleesubstanzen in Kapseln oder im Rotkleetee.

Ähnliche anti-kanzerogene Wirkungen wurden von wissenschaftlichen Teams auch mit dem in Soja nur in etwas geringerer Menge verfügbarem Daidzein erzielt.

Haftungsausschluss. Diese Veröffentlichung dient ausschließlich Informations- und Lehrzwecken.

Interview: Krebs-Schutz direkt aus der Natur

Gespräch mit Universitätsprofessor Dr. Dr. Johannes Huber, Facharzt für Frauenheilkunde und Geburtsmedizin, Wien.
Dieses Interview erschien in der Zeitschrift ANTI-AGING NEWS. Die Wiedergabe erfolgt mit freundlicher Genehmigung des Interviewten und des Verlages.

Herr Professor, dass botanische Stoffe den Menschen vor Krebs bewahren können, ist für viele kaum vorstellbar. Was weiß die Wissenschaft?
Dr. Dr. Johannes Huber: Wir dürfen nicht vergessen, dass die größten Erfolge in der Medizin eigentlich durch Produkte aus der Pflanzenwelt erzielt worden sind. Hier zu zählt das Aspirin, also die Salizylsäure, die ja praktisch ein Pflanzenprodukt ist. Dazu zählt das Penicillin, egal ob man jetzt den Pilz als Pflanze oder als Tier sieht. Und dazu zählt auch das Taxol, das neue Chemotherapeutikum, das praktisch immer dann bemüht wird, wenn alle anderen Krebsmittel versagen. Es ist also zweifellos so, dass auch Mutter Natur Substanzen hat, die eine hohe Effektivität besitzen und die von der klassischen Schulmedizin mit großem Erfolg eingesetzt wurden, über Jahrhunderte und in den letzten Jahren, wie zum Beispiel Taxol, das anfangs direkt aus der Rinde der kanadischen Eibe extrahiert wurde, und das man erst später synthetisiert hat.

Sind die Zusammenhänge erforscht?
Dr. Dr. Johannes Huber: Die Erklärung ist einfach. Nämlich auch die Pflanze muss sich vor Feinden schützen. Sie ist nicht so mobil wie wir, sie kann nicht aus der Sonne herausspringen in den Schatten, sie kann auch nicht vor Insekten oder anderen unangenehmen Zeitgenossen davonlaufen, sondern sie muss Abwehrstoffe entwickeln, um zu überleben und um sich zu schützen. Dazu gehört übrigens auch die Salizylsäure, sie schützt vor irgendwelchen Insekten oder vor Raupen. Heute wissen wir: Diese Abwehrstoffe haben beim Menschen zwar nicht die gleiche Wirkung, aber sie haben mitunter eine unerwartete Schutzfunktion. Zum

Beispiel gegen das zu schnelle Wachsen von Zellen. Das ist eine Erklärung, die uns verständlich macht, warum im Königreich der Pflanzen Substanzen vorhanden sind, die zum Schutz vor Krebs eingesetzt werden können. Möglicherweise sogar zur Behandlung, aber sicher zur Prävention des Karzinoms. Wir sehen auch, dass es Landstriche auf der Welt gibt, wo manche Krebsarten überhaupt nicht vorkommen, andere aber schon, und wenn beispielsweise asiatische Bewohner in das amerikanische Honolulu auswandern, dann haben sie in der neuen Heimat das gleiche Risiko wie die dortigen Menschen. Es ist nicht nur genetisch, sondern es hängt mit der Ernährung zusammen. Die Ernährung hat Stoffe in sich, die uns schützen. Ein chinesisches Sprichwort sagt: „Das Nahrungsmittel ist Arzneimittel, die Arznei ist Nahrung." Dreimal am Tag können wir uns mit Lebensmitteln schützen.

Erst jüngst wurde nachgewiesen: Nicht nur die Menge, sondern auch die Vielfalt pflanzlicher Inhaltsstoffe bringt es. Menschen, die ihr Leben lang nur 14 Sorten von Früchten und Gemüsen aßen, waren nicht so gesund wie jene mit 26 verschiedenen Arten.
Dr. Dr. Johannes Huber: Das ist auch der Grund, warum jetzt ein Kombinationspräparat entwickelt wurde, mit unterschiedlichen Substanzen, von denen man weiß, dass jede für sich, aber auch alle zusammen einen Effekt zur Prävention haben.

Welche Effekte muss solch ein Präparat entfalten?
Dr. Dr. Johannes Huber: Ein Aspekt der beim Krebs sicher wichtig ist, ist die chronische Entzündung, die chronische Inflammation. Sie bewirkt, dass in der betroffenen Zelle Reaktionen entstehen, als Abwehr, dann aber auch zur Erneuerung. Und diese Erneuerungsprozesse können einerseits die Heilung beschleunigen, auf der anderen Seite im negativen Fall den Krebs auslösen. Und deswegen ist alles, was anti-inflammatorisch ist, sinnvoll. Wir wissen heute auch molekularbiologisch, dass zum Beispiel bei der Wundheilung, die mit einer Entzündung immer einhergeht, die gleichen Gene eingeschaltet werden wie bei der Metastierung. Da gibt es einen ganz engen Spielraum.

Also Heilung ja, aber auch Schattenseiten …
Dr. Dr. Johannes Huber: Der Krebs ist offensichtlich ein Versuch der

Natur zu erneuern, zu regenerieren, der aber übers hinaus Ziel hinaus schießt. Und wenn man daher diese chronische Inflammation, die schleichende Entzündung unterdrückt oder bypasst, überspringt, dann hat man auch einen präventiven Schutz. Substanzen, die zum Beispiel eine starke anti-inflammatorische Wirkung haben, sind die Ingredienzien des Knoblauchs, also die schwefelhaltigen Allyle. Erst seit Kurzem wissen wir: Allyle setzen auch ein Gas frei, H2S, Schwefelwasserstoff, und dieses Gas wirkt einesteils blutdrucksenkend, also gefäßerweiternd, andrerseits anti-inflammatorisch. Dass Knoblauch den Blutdruck senkt und eine anti-inflammatorische und bakterizide Wirkung hat, ist schulmedizinisch bewiesen. Dieser Aspekt kommt beim Knoblauch auch für die Prävention gegen Karzinome zum Tragen. Wichtige Effekte sind ernährungsgesteuert. Wenn wir eher Fisch und weißes Fleisch und Omega 3-fetthaltige Speisen konsumieren, dann aktivieren wir eine Anti-Inflammation. Das Königsreich der Pflanzen bietet uns viele anti-inflammatorische Substanzen, und die meisten, die in diesem Präparat vorkommenden, sind entzündungshemmend.

Beeinflussen Pflanzen auch die Rolle der Hormone bei der Krebsentstehung?

Dr. Dr. Johannes Huber: Zweifellos. Die Umwandlung von Hormonen in aggressive Substanzen ist ein Vorgang ist, der in der Onkologie zunehmend wichtig wird. So wird zum Beispiel das Testosteron der Frau in der Brust in Östrogen umgewandelt wird, und dieses Hormon kann dann auch noch in andere Metaboliten, die sehr aggressiv sind, metamorphiert werden. Und nun gibt es Stoffe wie zum Beispiel Brokkoli Substanzen oder Indolamine, die in der Lage sind, diese Umwandlung in derartige für den Stoffwechsel erforderliche, aber unangenehme Substanzen zu unterdrücken und die angenehmen Metabolite zu fördern. Vor allem die Metabolisierung des 17beta-Östradiol in ein sehr aggressives Hydroxestron wird durch Brokkoli unterdrückt und supprimiert. Das ist ein zweiter Mechanismus, der uns erklärt, wie wichtig es ist, dass wir solche Substanzen aus der Nahrung herausdestillieren oder herausnehmen, die günstig auf den Hormonhaushalt einwirken und die Hormonstörungen verhindern. Es sind Störungen, die mitunter zu einer Mitosesesteigerung – also verstärkter Zellteilung - und damit auch zu einem Karzinom führen können.

Es werden also mehrere mögliche Faktoren angegangen ...

Dr. Dr. Johannes Huber: Krebsprävention durch Phytosubstanzen bedeutet ihren Einsatz zur Verhütung, zur Umkehr und zur Verlangsamung einer Krebsentstehung. Eine weitere Schiene: Durch bestimmte Enzyme werden aus unserem Körper Gifte eliminiert. Diese so genannten detoxifizierenden Enzyme werden auch durch Pflanzenprodukte stimuliert. Ginkgo zum Beispiel ist so eine Substanz. Die Steigerung der Detoxifizierung durch natürliche Mittel ist ein weiterer Mechanismus, der onkoprotektiv ist.

Die vierte Gruppe, die man auch für den Mechanismus einer Krebsentstehung mitverantwortlich machen muss, ist die Tatsache, dass wir in unserem Körper Wachstumsfaktoren wie das Insulin tragen. Je mehr diese Insulinschiene stimuliert wird, umso mehr werden die Zellen in eine möglicherweise problematische Richtung angeregt. Und auch da gibt es Substanzen, die das Insulin runter regulieren. Das sind die Katechine, zum Beispiel das Epigallocatechin im Grünen Tee, dazu gehören auch die Phenole im Ingwer-Extrakt.

Welche Rolle spielen botanische Substanzen beim Schutz der Gene?

Dr. Dr. Johannes Huber: Ein weiterer Mechanismus, und vermutlich nicht der letzte, der angedacht werden soll, ist, dass der epigenetische Code, also das Azethylierungsmuster und das Methylisierungsmuster, für die Entstehung von Karzinomen offensichtlich eine ganz große Rolle spielt. Wie sind die Gene verpackt? Das wird auch durch Pflanzensubstanzen beeinflusst. Zum Beispiel durch das Resveratrol. Das Resveratrol ist ein Stoff, der in das Azethyliserungsmuster eingreift, ein Deazethylierer, und damit auch eine onkologische Bedeutung hat.

Das sind einige Mechanismen die erklären, warum Bestandteile von Pflanzen in der Krebsentstehung einen Impact haben.

Wie ist zu erklären, dass botanische Substanzen bei den untersuchten Krebsarten unterschiedlich stark wirken?

Dr. Dr. Johannes Huber: Die Wissenschaftszeitschrift „Nature Reviews“ zeigt in einer Grafik die biochemische Kaskade aufgelistet, in der aus einer normalen Zelle eine Krebszelle wird. Daran ist interessant, dass die Medizin schon relativ gut weiß, an welcher Relaisstation in dieser Kaskade welcher Naturstoff angreift und hemmt. Diese Analyse ist auch der

beste Beweis, dass das Ganze kein Hokuspokus ist, sondern wirklich evidente Medizin.
Anhängen...

Immer wieder wird auf das Faszinierende an Isoflavonen hingewiesen. Warum?
Dr. Dr. Johannes Huber: Isoflavone sind Substanzen, die einerseits in der alten Kulturpflanze Soja enthalten sind oder im Rotklee. Und vor allem von Soja-Molekülen weiß man, dass sie sehr viele Benefizien haben. Das ist zunächst ein Argument aus der Beobachtung. Wenn Tausende Jahre hindurch Milliarden von Menschen Soja verzehren und man dort in diesen Gebieten weniger Mammakarzinome, weniger Prostatakarzinome - signifikant weniger! - findet, und dann Menschen aus Asien nach Hawaii auswandern und dort kein Soja mehr essen und dort plötzlich so erkranken wie die dortige Bevölkerung, so wird auch der nicht gebildet medizinische Beobachter sich mit der Ernährung befassen. Und diesen Zusammenhang hat jetzt die moderne Wissenschaft bewiesen, beziehungsweise sehr schön nachvollzogen.

Sie haben in dem sehr angesehenen Wissenschaftsjournal „Fertility And Sterility" Erstaunliches publizieren können ...
Dr. Dr. Johannes Huber: Man weiß zunächst von der molekularphysiologischen Seite, dass Isoflavone in der Lage sind, den Abbau oder die Weiterverwertung von Östrogen und Progesteron im Körper zu modifizieren und zu verändern. Das Östrogen der Frau, das sie im Eierstock bildet oder auch zuführt, kann entweder für die Fortpflanzung verwendet werden oder für das normale Allgemeinbefinden. Für die Fortpflanzung wird das Östrogen in Metabolite, das heißt also in andere Verbindungen umgewandelt, die natürlich sehr das Wachstum fördern, in der Brust, in der Gebärmutter, weil die Schwangerschaft braucht viel Wachstum. Bis zu einem gewissen Grad wird dann der Organismus der Frau in der zweiten Lebenshälfte, wo sie nicht mehr fortpflanzen muss, belastet, wenn sie mit diesen Metaboliten, mit diesen weiteren Produkten des Östrogens in Kontakt kommt.

Wie unterstützen Isoflavone die Gesundheit der Frau?
Dr. Dr. Johannes Huber: Für die Frau mit fünfundfünfzig, sechzig ist

sehr wichtig, in welche Richtung der Körper die Östrogene umändert. Das Östrogen kann erfreulicherweise auch in eine zweite Schiene umgebaut werden, die nicht mit der Fortpflanzung assoziiert ist, sondern die nur für das Wohlbefinden der Frau verantwortlich ist. Das sind Östrogene, die bis zu einem gewissen Grad beruhigen: zum Beispiel das 2-Hydroxyöstrogen, das die Proliferation (Wucherung, Vermehrung, Anmerkung des Verlages) der Zellen nicht fördert, das auch nicht die Anti-Apoptose (Apoptose: notwendiger, genetisch programmierter Zellselbstmord, Anmerkung des Verlages) stimuliert - also nicht den natürlichen Zelltod hemmt. Wenn eine Frau jetzt fünfzig ist, braucht sie normalerweise nicht mehr diese aggressiven und die stark stimulierenden Östrogene für die Fortpflanzung, sondern sie braucht die, die auf das Wohlbefinden zielen. Und diese Isoflavone haben nun die geniale Fähigkeit, dass sie den Abbau des Östrogens in die günstige Schiene des Wohlbefindens fördern und in die ungünstige Schiene, die für die Fortpflanzung verantwortlich ist, unterbinden. Sowohl das eigene Östrogens als auch jenes, das man zuführt. Das erklärt auch ein Phänomen, das man ja schon seit langem von den Schafzüchtern kennt: Wenn Schafe trächtig sind und auf einer Rotkleewiese weiden, dann abortieren sie alle, weil auch bei den Schafen das Östrogen in die eine oder andere Richtung umgebaut werden kann, und die Isoflavone im Rotklee verhindern, dass die aggressiven Östrogene entstehen, die für die Fortpflanzung benötigt werden.

Konnten Sie das wissenschaftlich genau dokumentieren?
Dr. Dr. Johannes Huber: Diesen Umbauprozess beeinflussen Isoflavone, und deshalb kann man sie als Enzymmodulatoren bezeichnen. Sie beeinflussen die Gene, die an der Entsorgung des Östrogens beteiligt sind: Gene mit den Bezeichnungen CYP 1A1 und CYP 1B1. Es sind Enzyme, die das Östrogen entweder für die Fortpflanzung oder nur für das Wohlbefinden teilen, dividieren, skelettieren. Das Gleiche gibt es auch beim Progesteron. Auch das Progesteron kann in eine aggressive Form weiterverwertet werden oder in eine eher beruhigende. Und auch da ist das Isoflavon über die 5-alpha-Reduktase-Hemmung sehr hilfreich. Das weiß man jetzt von Seiten der Molekularbiologie, und da gibt es auch sehr gute Arbeiten.

Welches Ergebnis hat Ihre Meta-Analyse erbracht?

Dr. Dr. Johannes Huber: Über diese metabiologischen Veränderungen wurden große epidemiologische Studien gemacht. Man war natürlich neugierig, ob diese Interpretationen bestätigt werden. Zwei Untersuchungen wurden im „Journal For Clinical Oncology" veröffentlicht – eine Zeitschrift von hohem Standard. Eine Studie untersuchte Frauen aus Holland und Israel, die andere Frauen aus Singapur, also völlig unterschiedliche genetische Populationen. Beide Resultate zeigen sehr schön: Je höher der Isoflavonspiegel im Blut ist, umso geringer ist die Wahrscheinlichkeit der Frau, dass sie an Brustkrebs erkrankt. Diese Erkenntnisse sind in erster Linie für das Verhindern von Brustkrebs interessant. Und deshalb kann man als Wissenschaftler schon sagen: Das ist ein ganz wichtiger Punkt, das sind wichtige Erkenntnisse. Das sind sauber gemachte Case Control Studies. Und genau diese Aussage deckt sich mit unserer Metaanalyse, also mit einer übergeordneten Auswertung, die in „Fertility And Sterility" erschienen ist. Das ist im Fach der Frauenheilkunde das höchst gerankte Journal, wo es gar nicht so einfach ist, als Österreicher etwas zu publizieren. Auch unsere Meta-Analyse, wo alle Arbeiten über Isoflavone und Krebs gewichtet wurden, zeigt: Es ist nicht so, wie viele Gegner der Isoflavone sagen, dass das Krebsrisiko steigt. Sondern wir haben gesehen, es kommt insgesamt nicht zu einer Belastung, und die zwei zitierten Arbeiten belegen sogar, dass Isoflavone schützen.

Bedeutet das: Grünes Licht für diese pflanzlichen Inhaltsstoffe gegen Beschwerden in den Wechseljahren?
Dr. Dr. Johannes Huber: Wir haben auch über die Wirksamkeit der Isoflavone eine Meta-Analyse gemacht und sie ebenfalls in „Fertility And Sterility" publiziert. Zwei Ergebnisse sind besonders aufgefallen: Einmal, dass leichte und mittlere menopausale Beschwerden tatsächlich mit Isoflavonen gut zu behandeln sind. Allerdings, man muss gleich anfangen, wenn die Beschwerden auftreten. Also, Jahrzehnte später wirkt es nicht mehr so stark. Aber wenn man gleich beginnt, sprechen leichte bis mittlere menopausale Beschwerden sehr gut an.

Welche Beschwerden?
Dr. Dr. Johannes Huber: Hitzewallungen, Schlaflosigkeit, Unruhe - die klassischen.

Und Sie haben noch etwas herausgefunden?
Dr. Dr. Johannes Huber: Das zweite Ergebnis betrifft den Knochen der Frau in dieser Lebensphase. Da gibt es natürlich Zusammenhänge mit Vitamin D. In diesem Punkt haben Isoflavone einen günstigen Einfluss auf das Vitamin D. Sie verhindern, dass Vitamin D zu schnell abgebaut wird, und damit stärken auch diese Isoflavone das Vitamin D. Und damit den Knochen.

Was geschieht mit Östrogenen, die aus der Umwelt auf uns einwirken?
Dr. Dr. Johannes Huber: Über hormonelle Einflüsse aus dem Environment, also künstliche Östrogene, erschien vor einiger Zeit eine Publikation mit der Frage: „Schwimmen wir alle in einem Ozean von Östrogenen?" Da haben Isoflavone einen protektiven Einfluss. Die Umweltnoxen gehen meistens über den Östrogenrezeptor Alpha. Die Isoflavone besetzen den Rezeptor Beta und sind in der Lage, den Effekt östrogenaktiver Hormonsubstanzen aus der Umwelt zu antagonisieren (dagegenwirken, Anmerkung des Verlages). Damit schützen diese Isoflavone zu einem gewissen Grad, zumindest laut Ergebnissen des Labors und der Molekularbiologie, in dieser Hinsicht vor den so genannten endokrinen Disruptures des Environments.

Haftungsausschluss. Diese Veröffentlichung dient ausschließlich Informations- und Lehrzwecken.

Was die Wissenschaft über die Effekte von Isoflavonen gegen hormon-abhängige Karzinome weiß

Seit Tausenden von Jahren werden Isoflavone von Hunderten Millionen von Menschen konsumiert, wobei in Gegenden mit starkem Isoflavonekonsum die beiden hormonabhängigen Karzinome Prostatakarzinom und Mammakarzinom in einer verschwindend niedrigen Inzidenz auftraten. Dies erlaubt zumindest den Rückschluss, den auch zahlreiche epidemiologische Untersuchungen belegen, dass Isoflavone, die in jahrtausendealten Kulturpflanzen vorkommen, der Volksgesundheit nützen. In diesem Kontext ist anzumerken, dass in Ländern mit sojareicher Ernährung die Inzidenz hormonabhängiger Malignome (vor allem Brust- und Prostatakrebs) niedrig ist. So konnte in Japan gezeigt werden, dass bereits eine langfristige Aufnahme von 25 Milligramm Isoflavonen im Vergleich zu einer isoflavonarmen Ernährung (sieben Milligramm Isoflavone) das Brustkrebsrisiko um über 50 Prozent senken kann.“

Zitat aus: „Isoflavone und die weibliche Brust“, Dr. Markus M. Metka, Professor für gynäkologische Endokrinologie an der Universität Wien.

Haftungsausschluss. Diese Veröffentlichung dient ausschließlich Informations- und Lehrzwecken.

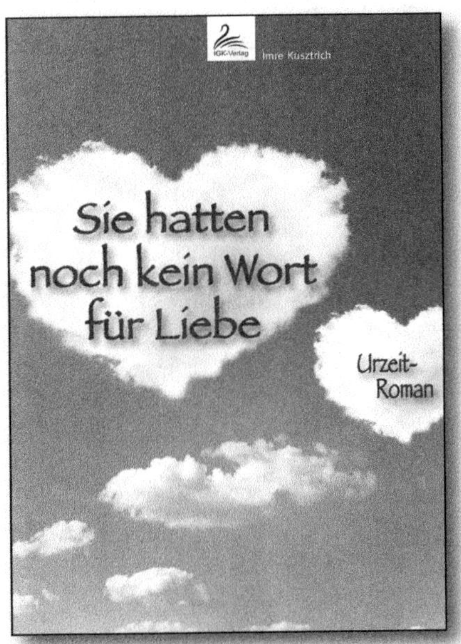

19,50€

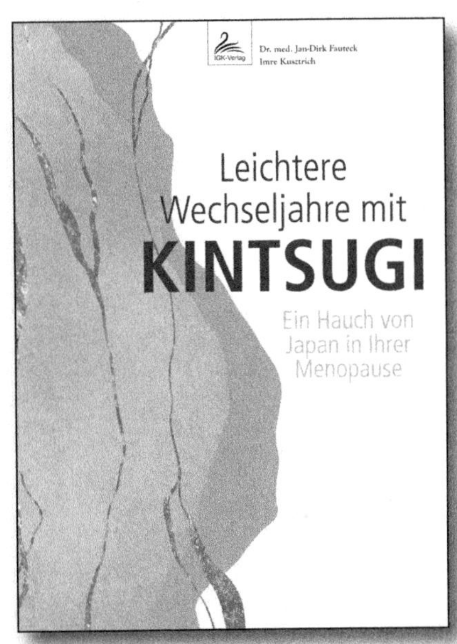

19,50€

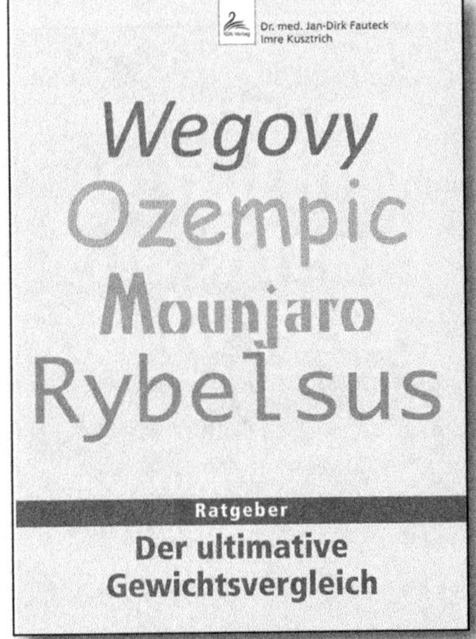

16,50€

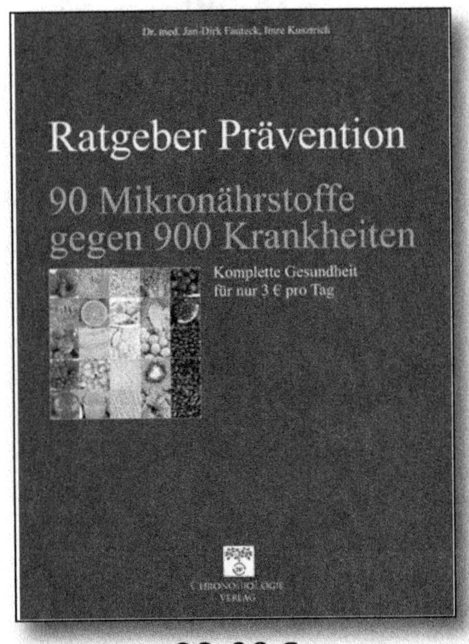

22,90€

Dieses Buch verfolgt in erster Linie nicht das Ziel, Nahrungsergänzungen gegenüber vollwertiger und intelligent zusammengestellter Ernährung den Vorzug zu geben. Und noch weniger, den Umsatz eines ganz bestimmten Präparates zu fördern.

Wenn es jedoch im konkreten Fall darauf ankommt, in einem Organismus auf vielen Ebenen unnormale Zellfunktionen außerhalb der vorgesehenen Zellregulation zu unterbinden, fehlt Betroffenen und Interessierten oft die Zeit für tiefschürfende eigene Recherchen.

Beide Autoren stimmen in der Auffassung überein, dass die Zufuhr von Phytostoffen, auch Phytohormonen, tageszeitlich korrekt auf der Basis chronobiologischer Erkenntnisse am sinnvollsten ist.

Krebsschutz zum Einnehmen

• Mit Chronobiologie: Curcumin am Morgen, Resveratrol am Abend

Die weitgefächerte Forschung nach der Ausschaltung möglichst aller Faktoren, die das Überleben von Krebszellen ermöglichen, hat bereits zahllose Erkenntnisse erbracht. Sie lösen Fragen aus. Welche haben nicht nur theoretische Bedeutung? Welche machen nicht nur unter seltenen Bedingungen Hoffnung? Welche sind realistisch umsetzbar durch Personen, die begründetes Interesse haben, zur Umkehr, zur Verlangsamung oder zur Vermeidung einer Krebsentstehung entscheidende Akzente beizutragen?

Stündlich wächst die Fülle an wissenschaftlichen Daten. Aber selbst viele Experten sind nicht im Stande, zeitnah substantielle Informationen lückenlos wahrzunehmen und in ihre Entscheidungen einfließen zu lassen. Noch weniger können das medizinische Laien, für die bereits die englische Sprache der wissenschaftlichen Arbeiten von hohem Rang eine Barriere darstellt.

Die Idee, die dem Entschluss zu diesem Buch vorausging, war die Absicht, eine starr betriebene Vorstellung zu widerlegen. Die Autoren sind überzeugt, dass nicht nur die Auseinandersetzung eines Körpers mit der Krankheit Krebs durch pflanzliche Chemikalien zu unterstützen ist, sondern auch schon im Voraus ihre Abwehr.

Unterm Strich geht es um das Bewusstsein, dass Gesundheit die Summe aller Entscheidungen ist, die wir im Laufe unseres treffen - oder unterlassen.

Im Idealfall hat jeder von uns durch vollwertige, intelligent gewählte Nahrung und durch einen die Gesundheit fördernden Lebensstil bereits wichtige Voraussetzungen erfüllt.

Dieses Buch verfolgt das Ziel, fundiertes Wissen über Möglichkeiten zusammenzufassen, mit pflanzlichen, essbaren Substanzen Krebsprävention zu betreiben oder begleitend die Chancen einer Behandlung dieser Krankheit zu verbessern.